너무나 중요한

중년의 다이어트

음식은 건강을 위한 것,

운동은 건강을 유지하기 위한 것.

따라서 우리는

매일매일 먹는 음식에 대해 신중해야 합니다.

너무나 중요한

중년의 다이어트

초판 1쇄 인쇄 ㅣ 2024년 10월 15일
초판 1쇄 발행 ㅣ 2024년 10월 30일

글 ㅣ 황유선·이미자

발행인 ㅣ 김남석
발행처 ㅣ ㈜대원사
주   소 ㅣ 06342 서울시 강남구 개포로140길 32 원효빌딩 B1
전   화 ㅣ (02)757-6711, 6717
팩시밀리 ㅣ (02)775-8043
등록번호 ㅣ 제3-191호
홈페이지 ㅣ http://www.daewonsa.co.kr

ISBN ㅣ 978-89-369-2316-7   03510

너무나 중요한
중년의
다이어트

글 | 황유선·이미자

들어가며

    대학에 진학할 때까지 저는 항상 통통과 뚱뚱 사이의 몸매였습니다. 중고등학교 때는 키 162cm, 체중은 63kg에 육박했지요. '대학에만 들어가면 살을 빼리라.' 하고 독하게 마음먹었던 저는 대학교에 합격한 그날부터 혹독한 다이어트를 시작했습니다. 하루에 500~600kcal만 섭취했고, 입학식 날 50kg이 채 안 되는 가냘픈 몸매를 하고 나타났지요.

    당시에는 칼로리를 줄이는 것만이 다이어트의 전부라고 알고 있었기 때문에 제가 살을 뺄 수 있는 방법은 안 먹는 것밖에 없었습니다. 통통하고 건강하고, 게다가 먹기 좋아하던 제가 순식간에 홀쭉해졌으니 기운이 없는 것은 당연한 일이었습니다. 항상 쓰러질 것 같았지만 불면 날아갈 것 같아서 보호해 주고 싶다는 선배들의 말이 자랑스러웠습니다. 때때로 계획되지 않은 가족 모임이나 많이 먹게 되는 행사가 있을 때면 체중의 눈금이 다시 내려가기 전까지는 하루 종일 굶어서라도 체중을 유지하려고 노력했습니다. 다이어트와 체중은 저에게 있어서 몸과 마음을 옥죄는 강박과 집착의 대상이 된 것이었지요.

    스무 살이 채 안 된 시기에 시작된 다이어트는 20년 넘게 이어졌고, 저는 항상 근육량 감소와 배고픔, 기운 없음과 싸워야만 했습니다. 그런데 날이 갈수록 굶는 것은 더욱 어려워졌고, 무엇보다 굶어도 더 이상은 살이 빠지지 않았습니다. 30대에 접어들자 40kg대의 몸무게는 불가능하다고 판단이 되었고, 그렇게 제 체중은 조금씩 늘어갔습니다. 체중은 '에너지 소모 > 열량'의 관계일 때만 줄어든다는 믿음과 확신이 들었지만, 저는 운동을 싫어했기에 절대로 하지 않았습니다. 30대 중반에 저는 갑작스러운 무릎 통증으로 검사를 했는데, 이미 퇴행성 관절염과 동반된 '반월판 파열'이라는 충격적인 진단을 받고 젊었지만 수술을 받아야 했습니다. 지금 돌이켜보면 이른 퇴행성 관절염 역시 부족한 근육량이 원인을 제공해 주지 않았나 싶습니다.

몇 년 전부터 여성의 건강한 아름다움에 대한 인식이 많이 바뀌었습니다. 이젠 무조건 깡마른 것보다는 근육이 있는 건강해 보이는 몸매를 선호하게 된 것, 그리고 무조건 굶는 방식이 아니라 운동을 같이하면서 지속할 수 있는 다이어트를 선호하게 된 현상은 참으로 다행인 것 같습니다. 하지만 최근에 유행한 '케톤 식이'를 지속하다가 고지혈증으로 외래를 찾아오는 환자들도 심심치 않게 저는 봅니다. 또한 간헐적 단식, 즉 정해진 시간 동안은 마음껏 먹고 그 외 시간에는 굶는 다이어트 방식을 하다가 오히려 폭식으로 이어져 체중 감량 효과를 잘 보지 못하는 경우도 많이 있습니다. 먹으면서 살을 뺀다는 것 자체는 참 매력적인데, 이런 방법들이 평생 지속 가능한 방법인지에 대해서는 의문의 여지가 있습니다. 게다가 대부분 사람이 나이가 들면서 40대 이후에는 특히 저처럼 열량을 줄이는 다이어트의 한계에 대해서 많이 느끼게 됩니다. 기초대사로 소모되는 열량이 줄어들기 때문이지요. 따라서 안 먹어도 더 이상 살이 빠지지 않게 됩니다.

점점 더 살 빼는 것이 어려운 여러분께, 그리고 이젠 체중을 줄이는 것보다 건강이 더 중요하다는 것을 절실하게 느끼는 분께, 저와 비슷한 많은 분을 위해서 이 책을 쓰기 시작했습니다. 미리 말씀드리자면, 이 책에서 말하는 다이어트는 날마다 먹는 열량은 약간씩 줄이고, 먹는 음식들은 좀 더 건강한 다른 것들로 대체해 줌으로써 '건강과 체중'이라는 두 마리 토끼를 다 잡는 방법이라고 요약할 수 있습니다. 너무나 오랫동안 다이어트에 시달린 저는 드디어 이 방법이야말로 다이어트로 인한 스트레스를 더 이상 겪지 않아도 되는 것임을 깨달고 실천에 옮기기 시작했습니다. 그리고 현재 저는 이전보다 더 먹고, 덜 허기지고, 더 건강하면서 체중이 늘지 않는 상태를 유지하고 있습니다. 저는 이렇게 좋은 방법을 소개해 드리고 싶어 책을 출간하게 되었고, 이를 '중년의 다이어트'라고 이름 붙였습니다.

이 책에서는 중년 다이어트의 의의와 효과가 있는 이유, 구체적인 실천 방안, 그리고 운동법을 소개해 드립니다. 더불어 이 다이어트 프로그램을 응용한 식단을 짜서 레시피도 함께 제공합니다.

한 가지, 이 책의 특별한 점은 오랫동안 '한국의맛연구회' 임원으로서 끊임없이 한국 전통요리 보전과 발전에 기여해 온 요리연구가이신 저의 어머니가 건강을 지키는 다이어트식 음식인 '건강 다이어트 레시피' 부분을 맡아 집필했다는 점입니다. 제가 기억하는 어머니의 모습은 어릴 때부터 항상 저희 3남매와 아버지를 위해서 날마다 새로운 요리를 궁리하시고 주방에서 일하시던 모습입니다. 언제나 새벽에 일찍 나가시는 아버지보다 더 먼저 일어나셔서 아침 밥상이라고는 믿어지지 않는 식사를 차리시던, 3남매의 점심 도시락통을 그 누구보다도 호화롭게 싸주시던 어머니는 이어서 연구회 활동을 하셨고, 지난 몇

십 년간의 노력과 결실로 이제 어머니는 국내에서 손꼽는 '한국의 요리전문가'로 자리매김을 하시게 되었습니다.

어머니와의 작업은 이번이 두 번째입니다. 첫 작업은 『음식 태교』책입니다. 당시에 먼저 책을 구상하신 분은 어머니셨습니다. 마침 저는 첫아이를 임신했고, 저와 아이에게 모두 좋은 음식을 먹이고 싶은 욕심에 어머니와 함께 요리책까지 만들게 되었던 것입니다.

어느덧 거의 20년이 다 되어서 저는 50을 바라보는 나이가 되었습니다. 그동안 정신없이 아이들을 키우고 뒷바라지한 후 이제 제 몸을 돌아보니 여기저기 군살이 붙기 시작했고, 에너지 저하도 많이 느끼게 되면서 생활 습관을 다시 교정해야겠다는 필요성을 뼈저리게 느끼게 되었습니다.

대한민국에서 살아가는 40대 이상인 모든 사람이라면 제 고민과 비슷할 것이라는 마음에서 이 책을 구상하게 되었습니다. 흔쾌히 집필에 참여해 주신 어머니는 칠순이 넘었다고는 믿기 어려울 정도로 건강하고 활기차십니다. 이는 곧 어머니의 끊임없는 자기관리와 건강한 식단이 한몫했다는 확신이 듭니다. 전문가이자 사랑하는 어머니가 이 작업에 참여하셨다는 것 자체로 저는 무척 설레고 기쁩니다.

저희 부모님 세대는 참으로 희생이 많은 삶을 사셨습니다. 하지만 현재 중년인 세대는 자기 자신에게 투자를 아끼지 않고 최대한 건강하고 아름답게 나이 들고자 노력하는 세대입니다. 이 책은 바로 그 세대를 위한 책입니다.

이 책에서는 우리가 식단의 교정과 운동을 통해 건강하게 체중 관리하는 방법뿐만 아니라 만들기 쉽고 맛이 있는 식단들을 소개해 드립니다. 이 책의 여러 가지 팁들을 자신의 생활 패턴에 맞춰서 응용할 수 있다면 '건강과 다이어트'라고 하는 두 가지 목표를 모두 이룰 수 있다고 확신합니다.

2024년 10월

가정의학과 전문의 황유선

차 례

하루에 한 가지! 건강 다이어트 레시피

부록   실천하는 다이어트, 다이어트 플랜
나의 다이어트 식사 일지

너무나 중요한
중년의 다이어트

중년의 몸에 일어나는
여러 가지 변화들

40대 이상이 되면서 남성도 여성도 내장 지방의 양은 급격히 늘어나고, 체중계의 눈금은 슬금슬금 오른쪽을 가리키기 시작합니다. 살은 점점 빼기 힘들어지고, 늘어나는 체중은 건강을 위협하기 때문에 중년 이상의 연령대에서 체중 조절은 단순히 미용을 위한 선택이 아닌 필수가 되었습니다. 그런데 대부분 체중 감량 프로그램은 40대 이하의 젊은 성인을 대상으로 한 것들입니다. 젊은 성인들은 이런 체중 감량을 하면 살도 잘 빠질 뿐더러 건강에 큰 무리가 가지도 않지요. 하지만 40대 이후부터는 몸이 달라지기 시작합니다.

중년을 맞으면서 우리의 몸에는 여러 가지 변화가 오게 됩니다. 가장 중요한 변화 중 하나는 우리 몸의 근육량이 점점 감소한다는 것입니다. 즉 우리가 단백질을 근육으로 변화시킬 수 있는 능력이 감소하게 됩니다. 이런 변화는 30대부터 일어나는데, 나이가 들면서 점점 더 가속화됩니다.

근육이 몸에서 빠져나가면 살이 빠지는 것이 아니라 그 부위를 지방이 채우게 됩니다. 여성도 남성도 일단 뱃살이 주룩주룩 늘어나게 되지요. 설사 살을 뺐다고 하더라도 요요 현상은 아주 쉽게 옵니다. 왜냐하면 체중 감량 자체가 우리 몸에 기근이 왔다는 위험 신호를 일으켜서 기초대사량을 현저히 줄이기 때문입니다. 그리고 우리가 열량을 제한하는 다이어트를 해서 빠지는 체중에는 지방만 있는 것이 아니라 근육도 같이 들어 있습니다. 다이어트를 하지 않아도 나이가 들면서 줄어드는 근육량은 열량을 억지로 제한할 경우 더욱 많이 빠지게 됩니다. 결국 다이어트를 해도 체중은 줄지 않고 근육량은 줄고, 근육이 있었던 부위는 지방으로 채워지는 악순환이 반복되게 되는 것입니다. 이런 변화들 때문에 중년에는 중년에 맞춘 보다 섬세한 체중 관리가 필요한 것이지요.

현재 유행하고 있는 다이어트들은 중년 이상의 성인들이, 특히 여성들이 따라 하기에는 무리가 많다는 생각이 듭니다. 운동도 마찬가지입니다. 기존에 하던 달리기, 조깅, 산책 들은 나이가 들면서 더더욱 체중 감량 자체에는 효과가 없는 경우가 많습니다(운동은 그럼에도 꼭 필요합니다. 그 이유는 나중에 다시 설명해 드리겠습니다.).

운동을 통해 소모하는 열량 자체는 생각보다 그다지 크게 발생하지 않습니다. 사실 소모하는 열량의 60~80%는 우리가 그냥 살아 있는 것, 숨 쉬는 것 자체에서 옵니다. 심장이 뛰고, 폐가 호흡을 하고, 우리 몸의 각종 기관이 자기 역할을 하고, 세포가 재생되고, 신경을 통해 전기적 신호가 전달되는 그런 각종 일을 하면서 열량 대부분이 발생한다는 것이지요. 이를 '안정시 대사율(Resting metabolic rate)'이라고 하는데요, 최근까지도 안정시 대사율은 중년 이후에 매우 느려진다고 알고 있었습니다. 그런데 2021년 권위 있는 학술지 《사이언스(Science)》에 새로운 결과가 발표된 후 그 믿음이 바뀌고 있습니다. 그 논문에 따르면 사오십 대에도 우리의 세포들은 마치 20대처럼 활발히 재생되고 있으며, 우리가 매일 소비하는 열량 또한 20~60대까지는 크게 감소하지 않고 일정하다는 것입니다. 60대부터 0.07% 정도 매년 조금씩 감소한다고 합니다. 하지만 대사율은 변화하지 않아도 우리의 근육량 감소, 스트레스의 정도, 호르몬 불균형 등 우리의 에너지 레벨 변화 같은 요인들 때문에 살은 쉽게 찌는 상태가 됩니다.

문제는 근육이 줄고 뱃살이 늘어나 보기에 좋지 않을 뿐 아니라 체지방이 곧 만성 염증의 주범이라는 사실입니다. 그동안 지방은 여분의 열량이 지방 형태로 보관된 조직일 뿐이라고 생각해 왔습니다. 하지만 이제는 지방 조직 자체가 에너지 균형과 대사 그리고 염증을 조절하는 복잡한 기관이며, 염증에 관련된 다양한 인자들, 즉 지방 대사에 관련된 단백질과 식욕을 조절하는 인자·호르몬·사이토카인 들을 활발히 분비하고 있다는 것을 밝혀내고 있습니다. 이런 인자들은 체내에서 염증을 유발하는 요소가 됩니다.

　지방 조직 중에서도 내장 지방이 특히 건강 위험의 큰 요소가 됩니다. 영양 과잉이 내장 주변 지방 세포의 수와 크기를 증가시킬 때 저산소증과 세포막 파괴 등을 일으켜 염증 반응이 일어나고, 인슐린 저항성과 그에 따르는 혈당의 변화·고지혈증·혈관의 변화들을 모두 일으켜서 혈관 질환의 위험 인자가 됩니다. 아직도 완벽히 이해하지는 못하지만, 비만은 이런 과정들을 거쳐 대사 질환의 가장 큰 위험 인자가 됩니다. 즉 2형 당뇨, 고지혈증, 고혈압, 동맥경화뿐만 아니라 암과 여러 가지 만성 질환과 장기의 문제를 모두 일으킬 수 있습니다. 결국 만성 염증은 우리 몸에서 각종 성인병과 그리고 암까지도 일으킬 수 있는 주범으로 지목, 노화의 원인입니다. 따라서 체중을 조절하고 뱃살을 조절하는 것은 예쁘고 멋있어 보이기 위한 것뿐만 아니라 건강하게 나이 들기 위한 우리 삶의 일부가 되어야만 합니다.

　우리의 식습관은 비만을 막고 대사증후군으로 가는 악순환을 막기 위한 가장 중요한 역할 중 하나로 생각됩니다. 섭취하는 열량이 과잉되지 않도록 하는 것뿐만 아니라 우리가 먹는 음식들의 종류와 이들이 가진 영양소들 역시 비만과 염증에 있어 중요하다는 것이 비교적 최근에야 밝혀지고 있습니다.

중년 이후 다이어트의 핵심

　　체중 관리가 건강의 핵심인 줄 알면서도 나이가 들어갈수록 다이어트는 어렵기만 합니다. 이렇게 어려운 과제를 어떻게 풀어나가야 할까요?

　　칼로리 제한 다이어트는 초기에는 살이 빠지지만 결국은 요요 현상이 오는 경우가 많습니다. 또 칼로리 제한을 오래할 경우 우리 몸이 그 상태에 적응되어 열량 소모를 최소한으로 하기 위해 기초대사량을 줄입니다. 따라서 이런 다이어트의 효과는 더 이상 없음이 이미 밝혀진 사실입니다. 따라서 우리가 체중을 줄이는 방법으로써 무리한 굶기, 또는 특이한 식단으로 참으며 억지로 하는 다이어트는 이제 옳지 않습니다. 우리 일상생활에 적용하기 어렵지 않고, 평생 실천이 가능하면서 건강까지 지켜 주는 방법이어야만 합니다.

　　여기에서 가장 중심이 되는 내용 중 하나는, 바로 근육 손실을 최소한으로 하면서 근육량을 늘리는 것입니다. 근육량 증가는 기초대사량 증가로 이어지기 때문이지요. 기초대사량 증가는 '날마다 소모하는 열량 〉 섭취하는 열량' 상태로 만들어 줌으로써 체중 감량을 가능하게 합니다. 우리의 열량 대부분은 기초대사에 의한 것이므로 열량 제한으로 기초대사량까지 줄이는 방법이 아닌 근육을 보존할 수 있는 충분한 영양가 있는 식사를 통해 기초대사량을 늘리는 것이 가장 합리적인 다이어트 방향입니다.

그러면 지방 증가를 막고 근육량을 최대한 보존할 수 있는 방법은 무엇일까요?

매일 조금씩 감소하고 재생되는 근육은 단백질이 분해된 아미노산을 원료로 하고 있습니다. 이 단백질은 오로지 우리가 먹는 것에서부터 옵니다. 때문에 우리의 식습관에 있어서 단백질이 부족하지 않도록 해 주는 것이 근육 감소를 막기 위한 일차적인 요소가 됩니다. 최근의 연구 결과들을 보더라도 나이가 들어갈수록 보다 많은 단백질이 필요하다고 합니다. 다행히 나이가 들어도 우리가 단백질을 먹고 합성하는 능력은 젊은이에 비해 반응이 느려서 그렇지 큰 차이는 없습니다. 그렇다고 해서 무조건 단백질을 한꺼번에 많이 먹으라는 뜻은 아닙니다. 단백질 과식은 오히려 몸에 무리가 가거나 지방으로 축적될 수 있습니다. 따라서 하루에 필요한 단백질을 매끼에 배분하여 단백질 부족으로 인한 근육 감소를 예방하도록 합니다. 특히 아침 식사를 거르거나 대충 먹는 경우가 많은데, 하루 세 끼 똑같은 양의 단백질을 섭취해도 아침에 먹는 것이 저녁에 먹는 것보다 단백질 합성에 효과적이므로 절대로 아침은 거르지 않는 것이 좋습니다. 단식 시간을 지키기 위해 아침을 거르기 쉬운 간헐적 단식은 일시적으로 살을 빼는 동시에 근육 역시 줄어드는 방식일 수 있다는 점을 이해할 수 있겠지요?

두 번째 원칙은 단백질과 더불어 야채와 과일을 더 많이 섭취하는 것입니다. 단백질뿐 아니라 다른 영양분을 음식으로부터 추출하는 능력도 나이가 들면서 감소하게 되는데, 이중 특히 비타민 D, 칼슘, 마그네슘, 비타민 B_{12} 등이 부족하게 되면 근육에 더더욱 안 좋은 영향을 미칩니다. 이런 비타민, 미네랄뿐만 아니라 야채와 과일에 함유된 수많은 피토케미컬은 우리의 근육 감소를 막아 주고 항산화, 항노화를 도와줍니다. 또한 섬유소가 풍부한 야채와 과일은 우리에게 포만감을 쉽게 안겨 주어 다이어트에 도움이 됩니다.

만성 염증이 노화에 미치는 영향

면역 체계는 우리를 공격하는 바이러스, 박테리아, 기생충 들과 우리 몸에 해를 끼치는 다른 많은 물질로부터 우리를 보호하는 중요한 역할을 하고 있습니다. 면역 체계에는 두 가지가 있는데, 선천면역 (innate immunity)과 후천면역(acquired immunity)입니다.

선천면역 체계는 우리가 어떤 병원체에 감염되기 이전부터 이미 갖추고 태어나는 면역 체계입니다. 외부로부터의 침입을 일차적으로 방어하는 피부, 세균을 사멸시키는 강한 위산, 세균의 세포벽을 파괴시킬 수 있는 눈물·콧물도 모두 선천면역 체계에 해당합니다. 또한 모든 응급 상황, 즉 감염이나 이물질로 인한 응급 상황에서 항상 같은 방식으로 세균들을 공격하고 또 먹어치우는 호중구(neutrophil)와 탐식 세포(macrophage)의 작용도 선천면역의 중요한 기능입니다. 반면

후천면역 체계는 특정한 위협에 대응하는 방식으로 작동합니다. 즉 백혈구의 한 종류인 림프구(lymphocyte)가 특정 질병에 대한 항체를 만들어내고, 이때 만들어진 정보는 기억되어 후에 같은 질병을 일으키는 요인이 침입하면 항체를 만들어내고 박멸시킵니다.

우리의 건강과 생명을 위협하는 만성 염증은 이 중 선천면역 체계와 주로 관련이 있습니다. 정상적으로는 외부의 침입이 있을 때만 작용하고 짧은 시간 안에 사멸해야 하는 면역 체계가 우리 몸에서 무언가 지속적인 위기 상태에 있다고 판단하고 선천면역과 관련된 염증 세포들이 끊임없이 낮은 정도로 활동하는 현상을 '만성 염증'이라고 합니다. 이 세포들은 '사이토카인'이라고 불리는 화학 물질들을 분비해서 세포의 행동에도 영향을 미치고, 지속적인 염증을 일으킵니다. 해로운 외부 물질에만 반응해야 할 면역계가 모든 것에 과반응하는 나머지 해롭지 않은 외부 물질이나 심지어 우리 자신의 조직에까지도 반응을 해서 파괴하게 됩니다. 오랫동안 계속 이렇게 내부의 적을 외부의 적으로 인식하고 지속적으로 반응한 면역계는 결국 지친 나머지 진짜 위험이 있을 때 제대로 반응하지 못하게 됩니다.

만성적으로 약한 염증이 지속적으로 우리 몸에서 진행되어 우리의 건강한 세포, 조직 들을 파괴하면 결국 수많은 질병에 노출됩니다. 당뇨나 혈관 질환뿐만 아니라 암, 치매, 관절염, 우울증이 모두 만성 염증과 관련 있습니다. 만성 염증의 정도는 아주 낮기 때문에 이런 상황을 의학 기술의 힘으로 찾아내는 것은 매우 어렵습니다. 따라서 만성 염증을 유발하는 원인을 알고 이를 미리 예방하는 것과 현재 나의 생활 방식이 만성 염증을 심하게 만드는 과정이라면 교정해나가는 것이 최선의 방향입니다.

만성 염증이란 것은 노화에 의해 어쩔 수 없이 생기는 과정이기도 하지만 우리의 생활 습관을 교정함으로써 최대한 늦추고 막을 수 있습니다. 특히 우리가 날마다 먹는 음식은 우리가 조절할 수 있는 부분이자 만성 염증을 막는 데 있어 중요한 역할을 담당할 수 있는 부분입니다. 만성 염증을 악화시키는 음식도 있고, 반대로 만성 염증을 퇴치하는 데 기여하는 음식도 있습니다. 아마 이미 어떤 음식들이 안 좋은지는 대략 아실 것입니다. 당이 높은 음식들, 즉 케이크나 쿠키, 캔디 들이나 나쁜 기름이 들어간 음식들(튀김), 그리고 햄, 가공 후 섬유질이 빠져나간 음식들(흰쌀, 감자튀김, 그리고 정제 밀가루로 만든 음식)은 염증에 있어서 최악입니다. 하지만 반대로 가공되지 않은 자연에서 유래된 식품들은 염증을 완화시킵니다. 이들이 가진 비타민, 미네랄, 단백질, 섬유질, 건강한 기름, 그리고 피토케미컬의 힘이지요. '피토케미컬'이란, 채소에 다채로운 색소를 부여하는 영양소들을 말합니다. 노화는 채소로부터 이로운 피토케미컬 추출 능력을 약하게 하기 때문에 우리는 이런 채소, 과일 들을 보다 많이 먹는 것이 좋습니다.

만성 염증과 근육 감소, 비만은 모두 연관되어 있습니다. 그리고

한 가지가 무너지면 다른 것들도 점점 무너집니다. 반면에 한 가지 요소를 좋은 쪽으로 회복하게 되면 다른 요소들도 함께 좋아집니다. 따라서 만성 염증을 줄이는 식사는 근육에도 좋은 영향을 미치고, 비만에도 좋은 영향을 미치고, 결과적으로 우리가 건강해지는 방법입니다. 마찬가지로 근육에 좋은 영향을 미치는 식사는 만성 염증과 비만에 좋은 영향을 미칩니다. 따라서 앞에서 말씀드린 것처럼 단백질이 충분한 식사는 피토케미컬이 풍부한 식사와 함께하면 근육도 생성할 뿐만 아니라 만성 염증, 비만 문제도 좋게 만들어 줍니다. 심지어 과일과 야채의 영양분이 근육 생성에 관여하지 않음에도 불구하고 과일과 야채를 많이 먹는 사람들은 근육 감소율 자체가 적었다는 연구 결과가 있습니다. 아마도 채소와 과일에 포함된 풍부한 항산화 성분들이 근육 합성에도 긍정적인 영향을 미치는 것으로 보입니다. 만성 염증을 낮추는 식사가 근육에도 좋다는 증거 중의 하나로 생각됩니다.

만성 염증을 낮추기 위해서 우리가 할 수 있는 것은 음식말고도 운동이 있습니다. 운동을 하게 되면 염증에 관련된 CRP, IL-6, TNFR1 같은 인자들의 수치가 낮아집니다. 염증을 일으키는 지방이 줄고 근육이 늘어나기 때문입니다. 즉, 이는 동맥경화나 당뇨 그리고 인슐린 저항성 같은 만성 질환들, 나이가 들면서 점점 우리를 괴롭히는 각종 질환이 모두 좋아진다는 것입니다.

'만성 염증'은 노화에 있어서 너무나 중요한 말입니다. 노화를 막고 비만과 싸우려면 우리는 어떻게 해서든 만성 염증을 낮추어야 합니다.

우리가 날마다 먹는 음식들과 우리 몸의 관계

단백질이 우리 몸 각 기관의 건강에 중요한 이유

대사증후군, 당뇨병, 비만, 암, 알츠하이머 같은 질병들의 근본 원인이 만성 염증일 것이라는 많은 근거를 발견했습니다. 그렇다면 만성 염증의 근본 원인은 무엇일까요? 여기에는 몇십 년 동안 일어난 생활 방식의 엄청난 변화가 작용하고 있을 거라고 많은 과학자가 생각합니다. 만성 염증과 각종 질병 간의 관계에 대한 큰 그림을 그릴 수 있다면 우리의 생활 습관 교정도 여기에 맞추어서 변화시킬 수 있게 되고, 우리의 삶에도 변화가 생길 수 있게 될 것입니다.

혈관 질환과 음식의 중요성

심혈관과 뇌혈관의 건강 또한 염증과 깊은 연관이 있습니다. 높은 혈압, 높은 콜레스테롤 수치, 심혈관이 딱딱하게 굳어 동맥경화로 진행되는 과정들이 모두 만성 염증이 오랫동안 지속되었을 때의 현상으로 볼 수 있기 때문입니다. 염증이 진행되는 동안 혈관은 점차 확장되고, 사이토카인은 혈소판 딱지(플라크)들이 달라붙어서 내벽이 끈적거리는 상태로 만들어 궁극적으로는 동맥경화를 일으킵니다. 이 침전물들은 심장 근육에 산소가 공급되는 것을 방해하여 심장 마비를 일으킵니다. 혈관은 모두 연관되어 있기 때문에 심혈관 질병은 당연히 뇌혈관과도 깊은 연관이 있고, 우리 몸의 혈관들이 딱딱해지면 뇌졸중 확률도 올라갈 수밖에 없습니다.

혈관 건강을 지키기 위해서 음식은 어떤 역할을 할 수 있을까요? 염분이 높은 음식을 섭취하면 염증이 증가하고 혈압과 심장에 좋지 않은 영향을 미칩니다. 우리나라 식단은 높은 염분이 큰 문제입니다. 게다가 우리가 무심코 시켜 먹는 배달음식들, 그리고 밖에서 사 먹는 음식들, 가공된 식품들이 모두 나트륨, 즉 소금 함량이 굉장히 높습니다. 하루의 소금 권장량은 1티스푼밖에 되지 않습니다. 염분을 절반이라도 줄이면 뇌졸중 발병 확률은 85%나 줄어듭니다. 하지만 하루에 섭취하는 염분의 양을 줄이는 것은 보통 일이 아닙니다.

이처럼 가능하면 최대로 염분량을 줄이는 것 이외에 할 수 있는 것은 바로 야채와 단백질 식품 섭취를 늘리는 것입니다. 야채와 단백질에는 칼륨과 칼슘이 풍부하고, 이는 염분과는 서로 반대의 작용을 합니다. 따라서 칼륨이 풍부한 식품은 혈압을 어느 정도 조절해 주는 역할이 가능합니다. 이런 음식들의 섭취는 염분 제한 효과를 상승시켜 주고, 혈압을 어느 정도 조절해 주는 것을 도와줍니다. 칼슘과 칼륨은 우유나 야채, 과일, 특히 바나나, 오렌지, 아보카도, 애호박, 콩, 감자 등에 많이 들어 있습니다.

칼륨이 많이 들어간 식품은 만성 신장 질환자일 경우는 신기능을 악화시킬 수 있다고 하는데, 최근에는 오히려 이미 신장이 좋지 않은 경우가 아니라면 당뇨를 예방하는 효과와 신기능을 보호한다는 결과들이 있습니다. 칼륨의 평균 섭취량은 권장량 미만인 경우가 많으니 만성 신장 질환이 아니라면 칼륨이 풍부한 식품은 혈관 건강에도 도움이 됩니다.

또한 유산균이 많이 함유된 요거트나 견과류, 다크초콜릿도 혈압을 유지하는 데 도움을 줍니다. 다채로운 색상이 들어간 야채, 블루베리 같은 강력한 항산화 물질이 함유된 음식들은 고지혈증에도 이롭습니다. 야채에 들어 있는 풍부한 식이 섬유질 또한 혈관 질환의 위험을 상당히 낮출 수 있습니다. 역시 단백질을 충분히 섭취하는 것이 큰 도움이 됩니다. 단백질이 풍부한 식사가 혈압을 낮추어 주고, 비만을 막아 주며, 혈중 콜레스테롤을 낮춰 준다는 연구 결과가 이미 상당히 많습니다. 이는 단백질이 분해된 아미노산 자체가 혈관을 구성하는 요소가 되어 혈관을 튼튼하게 해 줄 뿐만 아니라 혈압을 조절하는 호르몬 분비에도 관여하기 때문입니다.

붉은 고기(소고기, 돼지고기, 양고기)에 대해서

고기를 먹으면 기운이 난다고 하지요? 경험적으로도 그런 것 같습니다. 우리의 면역 체계에 단백질이 중요한 이유는 아미노산들이 바로 면역에 관련되는 물질들, 즉 사이토카인, 항체 그리고 면역 효소들에 관련될 뿐 아니라 면역 세포(B세포, T세포, NK세포)들의 조절에 관련되어 있기 때문입니다.

아미노산은 여러 개가 결합하여 생물학적 활성이 있는 펩타이드를 이루고 항염 작용과 항산화 작용을 해내고, 면역 세포인 NK세포와 대식 세포의 활성화를 증가시켜 줍니다. 하지만 단백질이 건강에 미치는 영향에 대해서는 천차만별로 엇갈리는데, 이유는 이들이 마치 양날의 검처럼 전혀 반대의 기능도 하기 때문입니다. 단백질에 포함된 '메틸아민(Methylamine)'이라고 하는 물질이 'TMAO'라는 물질로 변화되고, TMAO의 증가는 염증의 증가와 연관되어 있습니다. 항염 작용과 염증을 일으키는 과정에 다 연관되어 있다는 뜻이지요.

일반적으로 고기를 많이 먹으면 좋지 않다고 알고 있는데, 실제로 메틸아민은 고기뿐 아니라 우리가 흔히 먹는 단백질 식품에는 모두 들어 있습니다. 서양에서 대장암과 유방암 발병률이 높은 이유 중 하나로 붉은 고기를 많이 먹는 식습관이 대두되었고, 실제로 붉은 고기를 날마다 먹을 경우 뇌졸중, 심혈관 질환, 대장·전립성 질환, 유방암 등의 발병률이 유의하게 올라가 있는 것을 관찰하였습니다. 그래서 고기 먹는 것을 너무 겁내거나 꺼리는 분들도 상당히 많습니다. 하지만 단백질 식품이 갖는 간과할 수 없는 이로움과 또 가능한 위험성을 동시에 현명하게 판단한다면 좋을 것 같습니다.

최근에는 가공되지 않은 살코기(햄, 소시지 제외)일 경우 오히려 콜레스테롤 수치를 좋게 하며, 만성 염증 예방 역할을 한다는 연구 결과들도 많이 나오고 있는 추세입니다. 그래서 적정량의 붉은 고기 섭취는 오히려 건강에 이롭다고 생각하는 쪽으로 학계의 방향이 변화하고 있습니다. 세계암기구 연구기관에 따르면 일주일에 500g 정도까지의 붉은 고기를 허용합니다. 이는 일주일에 두 번 정도 손바닥 크기의 스테이크나 구이용 고기에 해당하는 양입니다.

여러 가지 권고안들과 최근까지의 연구 결과들을 종합해 보았을 때, 고기를 좋아하는데 너무 참거나 두려워할 필요는 없다고 생각합니다. 제가 강조하는 몇 가지 원칙을 지키되 여러 가지 음식을 골고루, 적정량을 섭취하면 됩니다. 무엇보다 사랑하는 사람들과 함께 즐겁게 식사하는 것이야말로 건강하게 오래 살 수 있는 비결이 아닐까요?

당뇨 식사

우리가 말하는 당뇨는 주로 인슐린 생산이 정상적으로 이루어지나 인슐린에 대한 반응 체계가 망가지는 제2형 당뇨를 의미합니다. 제2형 당뇨는 성인 시기에 발병한다고 하여 성인 당뇨병으로 알려져 있습니다. 하지만 안타깝게도 이제는 더 이상 제2형 당뇨가 성인 시기에 발병한다는 믿음은 깨졌습니다. 30세 미만 청년의 당뇨병 유병률은 15년 동안 4배 이상 증가했습니다. 성인들도 예외는 아닙니다. 2018년에 30세 이상 성인의 당뇨병 유병률은 13.8%였습니다. 그런데 2019년에는 14.5%, 2020년에는 16.7%로 시간이 지나면서 성인 당뇨 유병률은 올라가고 있습니다. 전 세계적으로 당뇨 발병률이 올라가고 있는 것은 물론 생활 습관에 기인합니다.

당뇨약 복용과 더불어 당뇨가 전신에 미치는 영향을 최대한 낮추고, 또 늦추기 위해서는 최대한 혈당을 올리지 않는 식사를 하는 것이 기본입니다. 이는 기본적으로 당지수와 당부하가 낮은 식사를 하는 것을 의미합니다.

'당지수'는 1g의 탄수화물이 식후 두 시간 동안 혈당을 올릴 수 있는 상대적인 능력입니다. 당지수가 55보다 작으면 낮은 것이고, 70보다 크면 높은 것입니다. 세계보건기구에서는 당지수가 낮은 식사를 하라고 권고합니다. '당부하'는 음식이 혈당을 올리는 전체 효과를 측정한 것으로, 탄수화물 양(g)에 당지수를 곱하고 100으로 나눈 수치입니다. 10보다 작으면 낮은 것이고, 20보다 크면 높다고 봅니다. 당지수는 탄수화물의 양을 기준으로 하는데, 이 세상에 탄수화물'만'으로 된 음식은 없기 때문이지요. 예를 들어 수박은 당지수가 높지만 수분이 대부분이고, 실제 탄수화물의 양은 미미하므로 당부하는 낮은 편입니다. 반대로 당지수가 낮아도 너무 많이 먹으면 당부하가 높아지겠지요. 이 당지수와 당부하가 모두 낮은 식사를 하는 것이 당뇨 예방과 치료에 좋습니다.

당뇨 역시 이렇게 당지수와 당부하가 낮은 식단을 유지하는 것 이외에 단백질이 풍부한 식단이 매우 도움 됩니다. 고단백질 음식은 탄수화물 위주의 식사보다 혈당 증가를 현저히 낮출 수 있고, 식후 열량 소모가 더 많이 되니 체중 감량에도 도움 되며, 인슐린 요구량을 낮추어 당뇨 환자들에 취약한 고지혈증도 개선할 수 있기 때문입니다. 특히 아침 식사는 꼭 하는 것이 좋습니다. 대규모 연구에서도 아침을 거르는 사람이 당뇨에 걸릴 확률은 높아진다고 알려져 있습니다. 또한 단백질이 풍부한 음식은 아침뿐만 아니라 점심, 저녁때도 당뇨에 좋은 영향을 미치기 때문에 하루에 걸쳐 골고루 배분해 섭취합니다.

당뇨의 경과와 발병률에 있어서도 근육량은 매우 중요합니다. 여분의 당을 저장할 수 있는 저장소인 근육량이 줄어들면 반대로 배의

당부하 수치에 따른 음식

* ( ) 안은 당지수

당부하 10 이하	당부하 10~20	당부하 20 이상
콩 30g(18)	초콜릿 50g(43)	콘프레이크 20g(81)
우유 200cc(27)	바나나 1개(55)	떡 30g(91)
호박 80g(71)	보리밥 150g(25)	피자 1조각(68)
당근 1컵(38)	페스츄리 57g(59)	감자튀김 1컵(75)
배 120g(72)	오렌지주스 1컵(57)	구운 감자 150g(85)
수박 120g(38)	고구마 150g(61)	콜라 250ml(90)
사과 120g(50)	현미밥 150g(55)	도넛 2개(76)
호밀빵 30g(50)	스파게티 1컵(50)	흰쌀밥 150g(86)
파인애플 120g(59)		찹쌀밥 150g(92)
아이스크림 50g(61)		
포도 120g(46)		

지방은 늘어나고, 지방이 늘어나면 염증도 올라갑니다. 당뇨는 만성 염증의 결과이니 계속 악순환하는 것과 마찬가지입니다.

관절 건강과 음식

나이가 들수록 우리의 운동 능력은 감소합니다. 걷는 속도도 40대 중반부터 감소하고, 더 나이가 들면 골절 위험도 많아집니다. 처음에는 무릎이 뻐근하거나 어깨가 뻐근한 것에서 시작합니다. 또 쉬어도 더 이상 통증이 감소하지 않고 증상이 점점 심해집니다. 이전에는 쉬

너무나 중요한 중년의 다이어트 33

웠던 동작이나 운동들도 어려워집니다. 근골격계의 건강은 우리 삶의 질과 수명에 큰 영향을 미치는 너무나 중요한 요소인데, 이 부분이 망가지게 되면 우리에게 소소한 기쁨을 주는 좋은 친구와의 산책, 부부 동반으로 가는 여행조차도 힘들어집니다. 기계를 오래 쓰면 낡고 망가지게 되는 것처럼 우리의 몸도 필연적으로 그렇게 되는 것을 막을 수는 없습니다. 그렇더라도 우리는 최대한 근육과 관절을 보호하고, 또 튼튼하게 유지해야 합니다.

관절염의 위험 인자는 나이·성별·사고·유전적 인자같이 우리가 전혀 바꿀 수 없는 요소들도 있지만, 비만처럼 예방 가능한 요소도 있습니다. 다시 한번 관절 건강을 위해서도 식이의 조절이 필요하다는 것을 강조할 수밖에 없는 것이지요. 비만은 관절염뿐만 아니라 낙상이나 사고의 위험을 증가시킵니다. 따라서 근골격계의 건강을 위해서는 적절한 체중 유지를 위한 식이뿐만 아니라 식단과 영양분의 구성이 중요한 사안이 됩니다.

사고나 손상당했을 때도 우리의 식단과 영양 섭취가 회복에 매우 중요하다는 것은 이미 알려져 있습니다. 마찬가지로 근육 유지에도 영양 측면은 매우 중요합니다. 근육은 우리의 뼈와 관절을 움직여 주는 동시에 손상이나 충격으로부터 관절을 보호합니다. 근육이 약해지면 관절도 약해집니다. 5일만 특정 근육을 쓰지 않아도 그 근육은 약해지고, 부피가 감소하고, 나이가 들면서 활동이 줄어들게 되면 우리 몸은 전신적인 근육 위축이 일어나게 됩니다. 근육의 위축은 근력의 약화를 가져오고, 근력이 약화되어 힘이 없어지면 근육은 더욱 쪼그라드니 악순환의 연속이지요.

손상으로부터의 회복, 관절의 보호, 근육의 생성을 위해서는 단백질 섭취를 늘리고 오메가3가 풍부한 음식, 섬유질과 항산화 물질이 풍부한 음식과 유산균 음식들을 즐겨 섭취하는 것이 핵심입니다. 특히 섭취하는 단백질에 함유된 아미노산 중 근육 생성을 위해서는 류신의 양이 중요합니다. 단백질 합성을 위해서는 적어도 2g의 류신이 필요한데, 이는 총 20~30g의 단백질에 해당하는 양입니다.

두뇌 건강과 음식

우리나라의 현재 추정 치매 환자 수는 약 100만 명에 달합니다. 그리고 그 숫자는 꾸준히 늘어나고 있습니다. 아직까지도 치매뿐만 아니라 인지 기능이 상실되는 것을 우리는 노화의 필연적인 부분이라고 생각하고, 치매나 인지 기능 소실을 막을 수 없다고 생각하는 경향이 있습니다. 하지만 최근에는 무려 치매 발병 3분의 1은 예방이 가능하다고 과학자들은 예측합니다. 치매의 상당 부분을 차지하는 경우를 예방할 수 있다는 것은 우리의 평소 생활 습관에 따라 인지 기능이 영향을 받을 수 있다는 것이고, 그중에는 우리의 '날마다의 식단'이 중요한 역할을 차지합니다.

인지 기능, 특히 치매의 발병에도 만성 염증은 깊은 연관이 있습니다. 뇌 안에서는 무려 860억여 개의 신경세포체(뉴런, neuron)가 서로 활발히 연결을 주고받고 있습니다. 또한 끊임없이 사멸되고 새로 생성되는 다른 세포들과는 달리 한 번 형성되면 평생을 생존하면서 끊임없이 스스로를 재생하고 복구하며 또 다른 신경세포체들과의 연결을 끊기도 하고 새로 만들기도 합니다. 뉴런들뿐만 아니라 뉴런들을 보호하고 지지하는 다른 세포들이 주변에 분포한 혈관들과 함께 뇌 내 균형을 이루고 기능을 유지하고 있습니다. 하지만 나이가 들수록 염증을 유발하는 사이토카인인 인터루킨들(IL-1β, IL6,)과 TNFα가 늘어나 신경에 염증을 유발합니다. 이는 치매 유발 물질로 알려진 아밀로이드 단백질의 축적을 일으키고, 신경 세포들을 죽이고, 대뇌 피질을 얇게 만들며, 결국은 뇌가 쪼그라들게 합니다.

우리의 식사는 면역 체계를 조절하고 염증 현상에 영향을 줍니다. 폴리페놀·불포화지방 그리고 항산화제 역할을 하는 비타민들이 신경 손상을 막지만, 단일 성분 한 가지가 효과 있다기보다는 이러한 영양소들이 풍부하게 함유된 식단이 함께 시너지 효과를 일으킵니다. 식단에 신경 쓰지 않으면서 뇌에 좋다는 영양제를 따로 한 개씩 먹는 것보다는 전체적인 식사의 조화에 초점을 맞추라는 것이지요.

중년이 된 지금, 건강한 식단을 시작하기에 이미 늦었다고 생각하시나요? 연구 결과들은 나이가 많아도 뇌에 좋은 식단을 지속하면 기억력과 인지 기능이 좋아진다고 말해 주고 있습니다. 언제 시작해도 현재보다 좋아질 수 있습니다.

뇌에 좋은 음식과 나쁜 음식

뇌에 좋은 음식	뇌에 나쁜 음식
신선한 녹황색 야채, 블루베리, 생선과 해산물, 건강한 기름(엑스트라버진 올리브유, 아보카도, 계란), 견과류, 콩, 생과일, 저당 저지방 요거트, 치즈, 통곡물	튀긴 음식, 파이, 단 음식, 가공한 음식, 적색 고기, 베이컨, 햄, 소금

최근 음식 문화가 발달하면서 디저트 카페가 많이 유행하고 있습니다. 하지만 설탕은 뇌 건강에 최악입니다. 과다한 당을 지속적으로 섭취하면 치매에 걸리기 쉬울 뿐만 아니라 뇌의 용적조차도 감소하게 만듭니다. 사이다나 콜라 같은 음료뿐만 아니라 건강에 좋을 것이라고 흔히들 생각하는 과일 주스나 스무디·스포츠 드링크·에너지 드링크도 그렇고, 커피에 시럽이 들어간 경우도 마찬가지입니다. 과일 스무디에는 설탕이 하루 기준치의 몇 배나 함유되어 있는 경우도 많습니다. 단 음식을 먹으면 일시적으로 기분이 좋아지는 것 같은 착각이 들지만 사실 염증과 우울을 오히려 더 유발시킵니다.

어쩌면 40대와 50대 그리고 갱년기에 접어들면서 우리에게는 '치매'라는 단어보다는 '우울증'이라는 단어가 더 와닿을지도 모르겠습니다. 우울증은 사실 저에게 오랜 시간 고통을 안겨 준 존재이기도 합니다. 우울증과의 오랜 싸움을 거치면서 알게 된 것은 우울증이 나만의 문제가 아니었다는 것입니다. 너무나 많은 사람이 우울증으로 힘들어하고 있다는 사실을 알게 되었고, 이미 우울증은 더 이상 개인의 문제가 아니라 사회적 문제가 되었습니다. 우울증의 치료뿐만 아니라 예방에도 많은 힘을 쏟아야 하는 이유입니다.

우울함을 겪어 보신 분들은 아마도 그로 인한 고통이 얼마나 삶을 갉아먹을 수 있는지 이미 알고 있을 것입니다. 우울증을 치료하기 위해 그동안 많은 노력을 해 왔습니다. 과학자들은 우울증을 겪는 사람의 뇌에서는 여러 생화학적인 변화와 불균형, 도파민, 노르에피네프린, 세로토닌 같은 각종 신경전달물질 감소가 관찰된다는 사실을 알아냈습니다. 따라서 지금까지는 우울증 시 감소되는 이 신경전달물질들의 농도를 증가시키는 약을 복용하는 것이 주된 치료였고, 많은 사람에게 큰 도움을 주었습니다. 하지만 우울이 더 이상 뇌의 문제가 아니라 전신적인 문제라는 결과들이 발표되고 있습니다. 우울증에 좀 더 취약한 유전적, 기질적인 요소가 분명히 존재합니다. 그리고 반드시 의료적인 치료가 필요합니다. 하지만 이제는 우울증이 약으로만 조절할 수밖에 없는 게 아니라 우리의 생활 습관 변화에 의해 영향받을 수 있다는 증거들이 많이 나오고 있습니다.

생활 습관의 변화 중 가장 중요한 것은 역시 식단입니다. 달콤한 디저트가 울적함을 절대로 달래 줄 수는 없습니다. 오히려 풍부한 녹황색 채소와 단백질, 그리고 몸에 좋은 오메가3가 들어 있는 생선을 꾸준히 섭취하면 우리의 정신 건강도 좋아집니다.

뇌에 음식이 중요하다는 것이 알려지면서 가장 많이 연구된 것은 식이 섬유입니다. 녹황색 채소에 들어 있는 식이 섬유는 장내에 살고 있는 이로운 균들의 먹이가 됩니다. 장내에는 수많은 미생물이 살고 있고, 이들은 소화에만 관여하는 것이 아니라 우리의 뇌에도 지대한 영향을 미칩니다. 그리고 이들 미생물은 종류에 따라 우리에게 좋은 영향을 주기도 하고(유익균; Bifidobacterium sp., Lactobacillus sp., Akkermansia sp., Faecalibacterium sp., Roseburia sp., Bacteroides sp) 해로운 영향을 주기도 합니다. 장내 유해한 미생물들은 치매와 파킨슨병에도 관련되어 있으며, 우울증에 관련된 신경 내 화학 전달 물질 합성에 작용하여 우울증을 일으킬 수 있습니다. 하지만 녹황색 채소는 유해한 미생물을 억제하고 이로운 미생물들을 번성시켜서 우울증을 막아 주는 중요한 일을 하게 됩니다.

오메가3는 상당히 많은 연구에서 인지 기능에 이로운 효과가 있음이 입증되고 있습니다. 오메가3가 들어가 있는 식품군 중에서도 등푸른생선류, 올리브유가 더욱 효과가 있습니다. 올리브유는 지중해 지역 사람들의 장수 비결에 기여해 왔다고 생각됩니다. 이 올리브오일은 불포화지방이자 항산화 성분이 풍부해서 심혈관과 뇌혈관에 모두 이롭다는 것은 이미 알고 있는 사실입니다. 그런데 최근에는 이뿐만 아니라 장내 미생물 환경을 개선하고 유익한 미생물들이 생산하는 대사물들이 혈당과 혈중 콜레스테롤들을 낮추고, 항염증 효과를 일으켜 치매를 예방하거나 우울증과 스트레스를 억제하며, 심지어 진행을 늦출 수 있다고 합니다. 올리브오일뿐만 아니라 등푸른생선류, 아보카도, 견과류, 씨앗류 모두 불포화지방이 함유되어 있어서 건강에 이롭습니다.

처음부터 강조한 우리 근육의 양 또한 뇌 기능과 깊이 연관되어 있습니다. 근력이 좋으면 우울증 확률도 낮다는 연구, 근육의 양이 인지 기능과도 관련이 있다는 연구들은 이를 입증합니다. 최근에 우리나라의 노년 이상 여성들을 대상으로 한 연구에서는 근육량이 정상에 비해서 적은 경우(제곱미터당 5.4kg 미만) 인지 장애가 있을 확률이 정상에 비해서 5배까지 올라간다고 발표하였습니다.

활발히 운동하고 영양가 있는 식사를 하는 사람들의 일상생활에서 활력이 넘친다는 것은 상식적으로 이해할 수 있습니다. 하지만 근육의 역할이 이보다 훨씬 더 깊숙하게까지 미칩니다. 하나의 내분비 기관으로서 각종 펩타이드와 단백질을 배출하고(마이오카인), 이들은 전신에 영향을 미치고 뇌까지 올라가서 신경 세포의 미토콘드리아 형성에 도움을 주고, 항염 작용을 하기도 합니다. 근육 형성이 단지 기운을 나게 하는 차원이 아니라 우리 전신의 생리학적 현상에 깊은 영향을 미치는 것이지요. 심지어 이제는 장과 뇌뿐만 아니라 장, 뇌, 근육이 모두 연관되어 있다고 하는 증거들이 나오고 있습니다. 장에 서식하는 미생물들의 대사물들이 근육에 영향을 미쳐서 근육의 에너지 대사에 관여합니다. 그리고 거기에 이어져서 근육이 분비하는 호르몬(마이오카인)은 뇌에 올라갑니다. 근육의 힘이 좋으면 치매 발병률도 낮아진다는 것이지요. 역시 뇌의 건강에도 단백질이 중요한 이유입니다.

피부 건강과 음식

최근에 약 40년 전인 1980년대의 TV 인터뷰 화면 캡처 모음을 본 적이 있습니다. 대부분 사람이 지금 세대에 비하면 훨씬 더 노숙해 보이거나 나이가 들어 보이는 느낌입니다. 그만큼 현대의 대한민국 국민은 훨씬 더 건강하고 활발하며, 젊게 살고 싶어 하는 것 같습니다. 당연히 피부나 외모에도 관심이 많구요. 피부과나 성형외과 시술도 이제는 일상적인 일이 되었습니다.

좋은 피부는 타고나는 부분도 있습니다. 내부적으로 생리적, 유전적인 원인에 의해 일어나는 노화는 바꿀 수 없을지언정 외부의 인자들을 조절함으로써 피부의 노화를 막는 것, 특히 자외선 차단과 금연, 금주 그리고 적절한 영양은 매우 중요하고 또 큰 역할을 합니다. 물론 여기에 더해서 레이저나 초음파, 스킨 부스터 시술 같은 것까지 함께 하면 금상첨화겠지요. 하지만 아무리 좋은 시술을 받더라도 피부 겉뿐만 아니라 우리 몸 내부에도 신경을 쓰지 않으면 피부가 좋아지는 데는 한계가 있습니다.

피부는 표피와 진피로 나뉩니다. 표피는 외부 방어벽 역할을 한다면, 진피는 각종 세포와 세포 외 기질로 구성되어 지지해 주며 피부를 재생시키는 결정적인 역할을 합니다. 그리고 진피 안에 있는 혈관들이 표피에 양분을 제공합니다. 이때 진피층에서 중요한 역할을 하는 것은 '섬유아세포'라고 하며, '새싹 아(芽)'가 들어간 단어에서 알 수 있듯이 섬유, 즉 콜라겐을 만들어내는 새싹의 의미를 갖습니다.

나이가 들어가면서 표피와 진피에는 모두 변화가 일어납니다. 표피는 위축이 진행되고, 진피의 섬유아세포와 콜라겐 섬유의 양은 줄어들고 얇아집니다. 그리고 표피 바닥면에 위치한 줄기세포들의 재생 기능이 떨어집니다. 각질 형성 세포에서도 문제가 일어나고, 줄어든 섬유아세포는 콜라겐을 형성하는 능력이 떨어져서 결국 얇고 자글자글한 주름이 생기게 됩니다.

노화에 의한 피부 영향도 있지만 광노화도 무시할 수 없습니다. 햇빛에 의해 피부는 주름이 생기고 늘어지고, 혈관은 확장되며, 얼굴에는 검버섯이 생겨납니다. UVA는 깊숙이 침투하여 진피까지 영향을 미쳐 콜라겐을 분해하여 조직을 파괴하며 히알루론산 합성을 방해합니다. UVB는 표피의 각질 형성에 작용하여 DNA 파괴와 돌연변이를 일으켜 노화와 염증 그리고 발암 작용, 검버섯의 원인이 됩니다. 앞에서도 우리 몸에 있어서 염증 작용의 중요성을 이야기했는데, 결국 염증과 관련된 산화 스트레스는 피부가 손상되는 가장 중요한 과정이고, 자외선 노출은 이런 산화 스트레스를 일으키는 과정입니다. 염증은 세포 찌꺼기·이물질·미생물·암세포·비정상적인 단백질 등을 집어삼키는 대식 세포에 의해서 포식되어야 하지만, 이 과정이 완벽히 일어나지 않으면 대식 세포조차도 염증 촉진 인자와 활성산소를 배출하여 진피의 염증과 손상에 이르게 됩니다.

이런 과정을 막기 위한 여러 의학적 노력이 존재합니다. 하지만 자외선 차단제를 꼭 바르는 것 이외에 우리 스스로 가장 손쉽게 할 수 있는 것은 염증 반응을 예방하거나 억제할 수 있는 식단으로 꾸준히 섭취하는 것입니다. 음식과 피부와의 관계는 생각보다 연구가 많이 되었습니다. 따라서 피부 건강에 중요한 역할을 하는 영양소, 또는 성분들에 대해서 말씀드리고자 합니다.

우선 물입니다. 물은 우리 몸의 가장 주된 구성 성분이자 몸의 균형과 조직 기능 유지에 중요한 역할을 합니다. 체온과 체액을 유지하고 영양소를 녹이고 운반해 주는 기능을 합니다. 물이 부족하면 온 몸이 건조해지는데, 피부도 예외는 아닙니다. 피부 겉과 속의 수분을 촉촉하게 유지하도록 하기 위해서는 하루에 물 2L 이상을 마셔야 합니다.

또, 아름다운 피부를 가꾸기 위해 꼭 필요한 영양소는 역시 단백질을 빼놓을 수 없습니다. 단백질이 조직을 구성하고 재건하는 역할을 하는 것처럼 피부의 재건에도 중요한 역할을 하게 됩니다. 연구 결과에서는 위궤양이 있는 쥐들이 단백질을 충분히 섭취했을 경우 회복이 더 빠르다고 합니다.

우리 몸에 아주 소량 필요하지만 매우 중요한 성분들이 있습니다. 이를 '미량 원소들'이라고 합니다. 피부에서의 미량 원소들은 체질량의 0.01~0.05%밖에 차지하지 않지만 굉장히 중요한 생리적 기능들, 즉 면역과 염증에 모두 관여합니다. 예를 들어 아연은 표피의 각질 세포가 분화되는 것을 돕습니다. 구리는 세포 바깥에서 세포를 보호하고 지지해 주는 역할을 하는 존재인 세포 외 기질을 안정화시키고, 피부 단백질을 생성하는 데도 작용합니다. 셀레늄은 자외선에 의한 산화 스트레스를 방지하는 역할을 해 줍니다. 만성적인 피부 질환으로 고생하는 환자들에게 도움이 된다는 사실은 피부에 이 미량 원소들이 확실히 필요하다는 증거입니다.

그 외에 비타민이 부족해도 우리 피부에는 여러 가지 현상들이 일어납니다. 비타민 C는 피부의 콜라겐 합성을 담당하고 염증을 일으키는 활성산소를 제거, 면역 체계를 강화시켜 주는 대표적인 항산화 비타민입니다. 부족하면 피부가 약해지고 상처 회복이 느려집니다. 비타민은 거의 다 음식으로부터 섭취하기 때문에 우리가 먹는 음식의 비타민 함량은 피부의 항산화 능력과 생리적인 능력을 결정합니다.

다른 비타민들도 각기 다른 역할들을 하고 있습니다. 비타민 A는 소염 작용을 합니다. 비타민 A의 대사물인 레티노이드 계열의 약들이 여드름 치료에 널리 쓰입니다. 당근과 다양한 채소에 함유된 베타카로틴은 체내에서 비타민 A로 바뀌어 작용하여 피부 건강과 면역 증진, 그리고 눈 건강을 도와줍니다. 비타민 B는 피부의 염증과 색소 형성에 관여합니다. 소고기나 생선, 조개, 브로콜리, 견과류에 많이 들어 있습니다. 비타민 D는 피부 DNA 손상과 염증을 억제하고 피부암을 예방합니다. 햇빛을 쪼이면 피부에서도 생성되지만, 나이가 들면서 생성 능력이 줄어드는 데다가 현대인들은 다양한 이유로 햇빛을 충분히 쐬기가 매우 힘듭니다. 따라서 보충해 주는 것이 좋습니다. 비타민 E는 지방이 과산화되어 염증 작용을 일으키는 것을 억제하여 항노화 효과를 일으킵니다. 견과류와 씨앗류에 풍부하게 들어 있습니다.

이런 미량 원소 비타민들이 피부에 좋은 작용을 한다는 것이 알려지면서 단일 성분으로 구성된 알약을 날마다 먹는 경우도 많습니다. 그에 따라 건강기능식품 시장도 크게 확장되었습니다. 하지만 우리가 날마다 먹는 음식을 각종 채소와 과일들로 구성한다면 많은 미량 원소를 다양하게 한꺼번에 섭취하는 효과를 줍니다. 게다가 아직도 우리가 알지 못하는 수많은 피토케미컬이 이들 식품에는 많이 들어 있습니다. 따라서 특정 비타민이나 건강기능식품을 먹는 것보다는 식단을 건강하게 구성하는 것이 좋습니다.

피부에 있어서도 가장 안 좋은 것은 설탕입니다. 단 음식은 체내에 흡수되면 당과 단백질이 반응하여 체내에 축적되고, 당뇨·동맥 경화·신경 손상·만성 신장병 등의 전신 질환을 일으킬 뿐만 아니라 피부의 구조와 기능을 변형시킵니다. 이를 '최종당화생성물(AGEs: Advanced Glycation End Products)'이라고 합니다. 이는 독성을 가지고 있어서 피부의 회복을 더디게 하고, 감염에도 취약하게 만들며, 피부의 모든 층, 특히 피부의 구조를 지탱하는 콜라겐과 엘라스틴에 변형을 일으켜서 조직이 딱딱해지고 재생이 어려운 상태로 만듭니다. 그리고 활성산소를 배출시켜 인터루킨1, 인터루킨5, 종양 괴사 인자 같은 사이토카인이 관여된 염증 과정을 연달아 일으켜 결국 피부 손상과 노화를 일으킵니다.

우리 몸에는 단백질이
꼭 필요합니다

중년 이후의 단백질 섭취가
더욱 중요한 이유

날마다 활동하고 운동하기 위해서는 반드시 근육이 필요합니다. 근육은 우리가 단백질을 섭취하면 아미노산으로 분해되었다가 근육으로 다시 합성되었을 때 만들어집니다. 우리 몸에서 근육이 너무나 중요한 이유는 우리가 운동하고 활동할 때 근육의 도움을 받기 때문만은 아닙니다. 근육은 우리의 운동 능력뿐만 아니라 우리의 전신 건강과 질병, 또 그리고 사망률에 영향을 미친다는 사실이 밝혀졌기 때문입니다.

근육을 만들기 위해서는 재료가 필요하고, 우리는 그 재료를 음식을 통해서 섭취합니다. 근육을 만들어내는 근본적인 재료, 즉 영양소는 우리가 섭취하는 단백질뿐입니다. 이 단백질은 우리의 몸속에서 끊임없이 분해되고 또 생겨납니다. 이때 단백질 파괴 속도가 우리 몸에서 형성되는 속도보다 빠르다면 결국 단백질로 이루어진 근육은 손실될 수밖에 없습니다. 20대만 해도 우리 몸에서는 단백질이 생성되는 비율이 높습니다. 하지만 30~40대부터 우리는 10년마다 3~8%의 근육량을 잃게 됩니다. 근육의 양만 감소할 뿐 아니라 단백질에 의해서 영향을 받는 신경계도 약화되기 때문에 근육의 반응도 느려질 수밖에 없습니다.

근육이 약화되기 시작하면 이전에 일상적으로 생각되던 것들을 더 이상 즐기기 힘들어집니다. 운동을 즐기는 것도 힘이 들지만 무거운 장바구니나 냄비를 드는 가사 일조차도 점점 어렵습니다. 이뿐만이 아닙니다. 근육량이 적어지면 인슐린에 대한 저항성이 낮아져서 혈당이 올라가고, 피로도가 올라갑니다. 단백질을 보충하는 것은 나이가 들어가면서 생기는 근육 소실을 최대한 막고, 근육을 생성하는 모드가 작동되도록 어느 정도 유지하기 위함입니다.

우리는 이렇게 중요한 단백질을 얼마나 먹고 있을까요? 미국 보건복지부의 단백질 하루 권장 섭취량은 나이나 성별에 관계없이 0.8~1.0g으로 되어 있습니다. 한국에서도 이 기준을 주로 따르고 있습니다. 하지만 중년 이상의 경우 이보다 더 많은 단백질이 필요합니다.

중년 이후에는 충분한 양의 단백질, 즉 kg당 적어도 1~1.2g의 단백질을 날마다 섭취하라는 권고가 힘을 받고 있는 추세입니다. 날마다 운동을 열심히 하는 경우라면 하루에 1.5g/kg 이상 필요하다고 보기도 합니다. 하지만 하루에 필요한 단백질을 한꺼번에 섭취하는 것은 좋은 방법이 아닙니다. 서양인들이 거대한 스테이크를 저녁 한 끼에 먹는다든지, 저녁에 퇴근 후 고깃집에서 2인분 이상의 고기를 먹는 것을 연상하시면 될 것 같습니다. 필요 이상의 단백질은 오히려 지방으로 축적되고 신장에 무리를 줄 수도 있기 때문입니다.

하루에 필요한 단백질은 한 끼에 약 20~25g을 세 번에 걸쳐 골고루 배분하면 가장 효과적인 근육 합성이 일어납니다. 이를 '단백질 타이밍'이라고 합니다. 단백질 타이밍 이론에 따르면 단백질이 한 번 근육 합성 반응을 일으키면 3~5시간 동안은 단백질을 더 섭취해도 근육 합성이 일어나지 않습니다. 따라서 한 번에 최대한으로 사용할 수 있는 양의 단백질(운동 시 30~40g)을 초과하지 않으면서 충분한 간격을 두고 섭취하면 하루 종일 단백질 합성이 지속되는 동시에 근 손실은 최소화하는 모드에서 생활하는 것이 가능해집니다. 실제로 충분한 양의 단백질을 섭취했을 때 우리가 예상한 대로 근육 감소가 현저히 적었을 뿐 아니라 신체 기능이 더 활발하고, 심지어 뱃살의 양도 적었으며, 체중 감량 효과도 커졌습니다.

단백질 보충은 만성적인 피로감에 시달릴 때도 도움이 됩니다. 음식만으로 단백질 요구량을 맞추지 못할 경우는 단백질 보조제의 도움을 받는 것도 좋습니다.

한편, 고단백 식사는 건강상 위험할 수도 있어서 여기에 대해 짚고 넘어가고자 합니다. 고단백 식사를 지속하는 경우 신장 질환 발병 확률이 올라갈 우려가 있습니다. 지속적인 단백뇨가 있는 경우, 신장 질환이 있는 경우는 하루 섭취 단백질량을 권장량의 절반 정도로 제한해야 합니다. 하지만 건강한 성인에게는 고단백 식이가 고탄수화물, 또는 고지방 다이어트보다 오히려 포만감을 훨씬 더 많이 일으키고, 대사에 관련된 호르몬 분비를 증가시켜서 다른 음식에 대한 갈망을 억제해 체중과 체지방을 낮추는 이점이 있습니다. 따라서 이는 대사 증후군 예방에 도움이 됩니다. 비만이 수많은 질병의 위험 인자임을 생각해보면 체중 감량을 위한 식단에서 단백질이 가지는 중요성은 분명합니다.

단백질 섭취 방법

단백질 합성은 하루 중 오전에 더 잘 일어납니다. 따라서 꼭 아침 식사로 필요한 단백질을 섭취하는 것이 좋습니다.

남성이 여성에 비해 단백질 합성을 더 잘하고, 같은 양을 먹어도 남성에게서 아미노산 흡수가 효율적으로 잘 됩니다. 따라서 여성일수록 단백질 필요량을 꼭 챙기는 것이 중요합니다(소화가 안 된다며 단백질 섭취를 멀리하시는 어머님들이 걱정인 이유입니다.). 또한 나이가 많아질수록 아미노산 민감도가 낮아지고 단백질 합성이 줄어들기 때문에 더욱 단백질 섭취량을 늘려야 합니다.

충분한 양의 단백질이 보충된 식사는 포만감을 주어서 이것저것 군것질을 하지 않게 합니다. 또한 단백질은 우리 몸에서 소화하는 과정에 열량이 필요한데, 탄수화물이나 지방을 소화할 때보다 더 많은 열량을 소모합니다. 이는 기초대사량을 올릴 수 있는 효과를 가져옵니다. 이는 다이어트에 단백질 식품이 꼭 필요한 이유입니다.

단백질은 필수 아미노산이 모두 함유된 완전 단백질로 섭취해야 근육을 생성하는 일에 사용될 수 있습니다. '완전 단백질'이란, 우리 몸이 합성하지 못하는 9개의 아미노산을 가지고 있는 단백질 식품을 말합니다. 근육을 만들어내기 위해서는 모든 종류의 아미노산이 마치 건축물을 쌓아 올리는 벽돌 같은 역할을 하게 됩니다. 모든 아미노산이 사용되지만, 이 중에서도 류신이 근육 형성에 가장 중요한 역할을 하는 아미노산입니다. 적어도 3g의 류신이 있어야 근육 합성이 시작됩니다. 이는 120g의 살코기, 즉 30g의 단백질에 함유되어 있습니다.

류신은 식물성 단백질 식품에도 있지만 동물성 단백질 식품, 즉 계란이나 소고기, 생선에 훨씬 많습니다. 동물성 단백질은 체내 흡수율이 더 높고, 또한 섭취했을 때 체내 단백질 합성도 더 잘 됩니다. 따라서 채식주의자인 경우는 식물성 단백질인 콩, 견과류 등을 훨씬 더 많이 먹어야 합니다. 콩을 제외한 식물성 단백질 식품에는 모든 필수 아미노산이 다 함유되어 있지는 않습니다. 때문에 여러 가지 식물성 단백질을 혼합해서 먹는 것이 좋습니다. 예를 들어 곡물에는 라이신이 거의 없기 때문에 이를 보충할 수 있는 콩류를 같이 먹습니다. 고기만 멀리하는 채식주의자라면 계란과 유제품에서 필수 아미노산을 보충할 수 있습니다.

식사 때마다 충분한 단백질 섭취를 위한 식재료와 단백질량

식재료	단백질량
불리지 않은 서리태 반 컵(100g)	36g
소고기 중 살코기 100g	20g
닭가슴살 100g	23g
달걀 한 개	6g
우유 한 컵(200cc)	6g
견과류 반 컵(100g, 칼로리가 매우 높으므로 2스푼(단백질 6~8g) 권장)	20g
연어 100g	20g
두부 반 모 150g	15g
참치 한 캔(150g)	19g
플레인 그릭요거트 200cc	18g

* 부위나 종류에 따라 약간의 차이가 있을 수 있습니다.

앞의 표는 보통 1인분 요리에 적당한 양을 기준으로 하였습니다. 살코기는 손바닥 한 개 정도의 양이 한 끼 먹기에 적당한 분량입니다. 앞의 표를 기초로 한 끼의 단백질량을 약 20~25g으로 맞추어 조리하면 됩니다.

식물성 단백질, 특히 콩에 대해서

육류는 단백질을 효과적으로 공급할 수 있는 훌륭한 식재료입니다. 하지만 너무 자주, 많이 섭취할 경우 생길 수 있는 암 또는 심혈관 질환 발병률이 높습니다. 따라서 단백질을 식물성에서 얻는 것이 꼭 필요합니다. 그중에서도 콩은 우리에게 풍부한 단백질을 제공해 주는 곡물입니다. 식물로서는 거의 유일하게 모든 종류의 아미노산을 함유한 완전 단백질이기 때문에 근육 생성에도 도움을 줍니다. 게다가 심혈관 질환 보호 효과와 함께 풍부한 피토케미컬을 함유하고 있습니다. 따라서 단백질 제공의 일상적 식단에 항상 콩을 포함하면 좋습니다.

이외에도 콩의 이로운 면은 너무나 많습니다. 폐경이 가까워지는 여성들의 골밀도를 유지해 주고, 폐경으로 인한 여러 증상도 완화해 줄여 주는 역할은 물론, 항산화 작용과 콜레스테롤을 낮추는 작용, 각종 암 예방 작용 등을 합니다. 이는 콩에 단백질말고도 다른 유효한 성분들이 많기 때문입니다.

아시아 지역에서는 다행히 콩을 주재료로 한 맛있는 음식들이 참 많아서 다양한 요리를 해 볼 수 있습니다. 어릴 때부터 콩을 잘 먹는 습관 때문에 두부나 콩으로 된 음식을 먹기 어려워하지도 않습니다. 서양인들은 육식을 주로 하는 탓에 동양인처럼 콩을 먹지 않기 때문에 콩 추출물로 영양제를 만들어 먹습니다. 하지만 웬일인지 콩에서 추출한 이 단일 성분은 콩이 가지고 있는 보호 효과가 사라진다고 합니다. 즉, 콩의 보호 효과는 어느 한 가지 단일 성분에 있다기보다는 여러 성분이 조화롭게 작용할 때 나타나는 것으로 보입니다.

한편, 콩은 완전 단백질 식품임에도 근육 합성에 필요한 류신은 육류에 비하면 조금 부족한 편입니다. 따라서 우리가 식물성 단백질만으로 근육 합성을 일으키려면 40g의 단백질, 즉 동물성 단백질보다 더 많은 양을 섭취하는 것이 필요합니다.

콩을 제외한 쌀, 밀가루에도 단백질은 들어 있습니다. 하지만 모든 필수 아미노산이 함유되어 있지 않습니다. 우리 몸은 필수 아미노산 중 어느 한 가지라도 부족하면 근육 합성이 일어나지 않습니다. 따라서 채식 위주의 식단을 선호한다면 모든 필수 아미노산 섭취를 위해 여러 가지 식물성 단백질 식품을 번갈아가면서 섭취해야 합니다.

유제품의 강점

유제품은 참으로 논란이 많은 식품으로, 실로 많은 연구가 행해졌습니다. 논란의 이유는 일부 연구에서 유제품이 유방암 발병을 증가시킬 가능성을 제기했기 때문입니다.

유방암과 우유의 관계에 대해서는 엇갈린 결과들이 존재합니다. 우유가 가진 여러 영양소, 즉 칼슘과 비타민 D, 부티레이트, 락토페린, 리놀레익산 들이 가진 항암 효과가 유방암을 줄여 줄 것이라고 하는 가설과 함께 우유가 가진 성장 인자, 에스트로겐 같은 호르몬 살균제가 유방암 세포를 촉진하고, DNA 복제에 영향을 미친다거나 암 발생을 촉진시킬 것이라고 하는 것들이지요. 최근에 여러 개의 논문을 종합하여 결과를 도출해내는 연구 형태인 대규모 메타 연구에서는 유제품이 유방암과 관련 있다는 증거가 딱히 없다고 결론을 내렸습니다. 오히려 우유가 유방암을 보호하는 효과가 있다고 결론을 내린 연구가 반대 결론을 내린 연구보다 훨씬 더 많았거든요. 또 우유가 대장암, 방광암 등을 낮춘다고 결론을 내린 연구들도 있습니다. 우유 섭취량과 유방암 발병률과의 관계를 조사한 여러 연구에서는 유제품 중에서도 특히 저지방 우유 그리고 유산균이 풍부한 요거트는 유방암에 대한 보호 효과가 있을 것이라고 합니다. 적어도 450ml 미만, 즉 2잔의 섭취는 유방암 발병에는 영향이 없을 것으로 보입니다. 과연 우유는 해로운 식품일까요?

우리는 날마다 다양한 식품을 먹으며, 우리의 생활 패턴에 수많은 변수가 존재하기 때문에 한 가지 식품과 질병과의 연관성을 찾기는 어렵습니다. 하지만 적절히 여러 가지 단백질 식품을 골고루 배분한다면 한 가지 식품 때문에 우리의 건강이 위협받을 확률은 적어 보입니다. 여기에서는 우유가 가진 단백질 이외 영양소들의 장점에 대해서 알아보겠습니다.

칼슘

최근에는 우유가 골다공증에 오히려 해로운 작용을 하며, 골절을 증가시킬 수 있다고 비판하는 사람들이 생겨났습니다. 하지만 과학적인 연구들은 오히려 폐경기 여성 및 모든 연령대에서 우유를 꾸준히 섭취하면 근 손실이 적고 골다공증 검사 수치도 좋아진다는 결과들을 고르게 보이고 있습니다.

우유가 해로울 수도 있다는 연구조차도 사실은 정확한 연구 설계로 보기는 어려웠습니다. 물론 우리가 한 가지 식품만으로 생활하지는 않기 때문에 단독 식품으로서의 우유 영향만을 측정하기는 매우 어렵습니다. 하지만 현재까지의 결과들은 우유에 포함된 단백질이 우리의 근육량과 근육의 힘을 늘릴 수 있다고 말하고 있으며, 우유 속 여러 영양분이 상호 작용하여 대사 질환에 오히려 이로운 영향을 미칠 수 있다고 말하기도 합니다.

우유에 포함된 칼슘은 뼈의 건강을 좌우할 뿐 아니라 근육을 유지하는 데도 중요하고, 혈압을 조절하는 데도 중요한 성분입니다. 또 칼슘은 불안과 우울함도 낮추고 정신 건강을 좋게 한다고 합니다.

마그네슘

유제품에 포함된 마그네슘은 근육과 신경의 기능을 돕고, 혈당과 혈압을 조절하는 기능을 합니다. 그리고 우울과 알츠하이머를 어느 정도 예방하는 효과가 있다고 합니다. 마그네슘은 견과류·씨앗류·콩·통곡물에 들어 있는데, 유제품을 섭취하는 것만으로도 하루에 필요한 양에 충분히 도달할 수 있습니다.

비타민 D

날마다 섭취해야 하는 비타민 D의 최소 권장량은 600iu입니다. 하지만 식품에는 비타민 D가 충분히 없는 경우가 많기 때문에 보조제로 섭취하는 것이 좋습니다. 유제품, 비타민 D 강화식품 이외에도 연어, 고등어, 정어리 등에 비타민 D가 들어 있습니다.

햇빛을 쐬면 자연적으로 비타민 D가 생성되지만 나이가 들면서 그 능력은 감소하고, 우리가 밖에 나가 있는 시간도 이전처럼 많지 않습니다. 그러므로 나이가 들면 보다 많은 비타민 D를 필요로 합니다. 비타민 D가 낮아지면 파킨슨, 알츠하이머 그리고 인지 장애와 관련이 있다는 연구 결과도 있습니다.

우유를 먹은 후의 복부 팽만이 걱정된다면 락토스 프리 우유가 도움이 되고, 단단한 치즈나 요거트는 대체적으로 락토즈 함량이 낮아서 이런 위험이 덜합니다.

기타 영양소들

우유는 단백질과 칼슘의 중요한 공급원이자 비타민 B_2, B_{12}, 인이 함유되어 있습니다. 비타민 B_{12}는 신경계의 구성과 DNA 합성에도 영향을 미칩니다. 따라서 비타민 B_{12} 결핍 시 피곤함, 무기력감, 우울감이 따라올 수 있습니다. 비타민 B_2는 영양소가 산화되어 에너지를 발생할 때 일어나는 과정을 돕습니다. B_2가 결핍되면 피부나 입 주변의 지속적인 염증, 건조증이 생길 수 있습니다. 인은 뼈의 구성 성분 중 하나입니다. 인이 결핍된 경우는 거의 없지만 오히려 칼슘이 부족하고 인이 과잉일 경우 우리 몸이 칼슘을 사용하는 데 방해가 될 수 있습니다. 유제품은 칼슘과 인의 균형이 잘 맞추어진 식품입니다.

우유를 먹지 않고 우유에 포함된 많은 영양소를 대체하기 위한 다른 식품들을 찾으려면 사실 더 많은 노력과 비용이 듭니다. 우유는 상대적으로 고영양 식품임에도 아직까지 상당히 저렴한 셈입니다. 게다가 우유의 효능에 대해서 말하는 많은 연구가 비싼 유기농 우유를 대상으로 하지 않았습니다. 유기농 식품은 중금속과 농약의 잔류물이 낮고 항생제 사용이 적다는 장점이 있습니다. 하지만 영양학적으로 일반 식품과 큰 차이는 없습니다. 비싼 유기농 제품을 먹어야만 건강할 수 있다고 한다면 참 불공평한 일이지요. 그보다는 우리 몸에 필요한 영양소를 여러 식품에서 골고루 섭취하는 것이 가장 중요합니다. 그리고 이제는 죄책감 없이 우유를 마셔도 괜찮을 것 같습니다.

단백질 섭취와 함께 지켜야 하는 원칙들

피토케미컬이 포함된 음식들을 충분히 먹습니다,
매 끼니 다양한 색상의 채소와 과일을 먹습니다

모든 종류의 채소와 과일에는 '피토케미컬' 또는 '식물 영양소'라고 하는 항산화 성분이 들어 있습니다. 각기 다른 채소와 과일은 모두 다른 피토케미컬을 가지고 있는데, 과학자들이 발견한 2만 5천 가지 이상의 식물 영양소는 모두 각기 다른 역할이 있습니다. 심지어 아직도 발견하지 못한 식물 영양소들이 많이 있고, 끊임없이 새로이 발견되고 있습니다. 따라서 우리가 여러 가지 채소와 과일을 다양하게 챙겨 먹을수록 수많은 식물 영양소를 섭취할 수 있게 됩니다.

미국 질병관리예방센터에서는 하루에 최소한 3컵, 많게는 5컵 정도의 채소와 과일을 섭취하면 뇌졸중이나 심혈관 질환으로 인한 사망률이 낮아지고, 암을 예방하고 호흡기 질환을 예방할 수 있다고 합니다. 이는 하루 평균이기 때문에 설령 어떤 날 이 정도의 양을 다 못 챙겨 먹었다 하더라도 그다음 날에 더 먹도록 노력하면 됩니다.

각종 채소와 과일 중에서도 가장 건강에 좋은 것은 녹색 채소(시금치, 상추, 케일 등)와 베타카로틴과 비타민 C가 풍부한 블루베리, 당근, 감귤류이므로 이런 식품들을 최대한 자주 섭취해야 합니다. 많은 분이 요새는 건강기능식품 비타민을 선호하는데, 한두 가지 성분만 추출한 비타민보다 여러 가지 식물 영양소가 가득한 채소와 과일을 직접 먹는 것이 바람직합니다.

과일이나 채소가 근육에도 좋은 영향을 미칠 수 있을까요? 과일이나 채소는 근육을 구성하는 물질은 아닙니다. 하지만 각종 연구에서 채소를 많이 먹는 사람들이 근육량이 더 잘 유지되었다고 밝히고 있습니다. 이것은 아마도 과일과 채소의 항염 효과 때문일 것으로 보입니다. 염증은 근육의 적이기 때문입니다. 65세 이상에서 하루에 과일이나 채소를 두 번 이상 먹는 사람들은 그렇지 않은 사람들에 비해서 근육의 힘이 더 높았다는 연구 결과도 있습니다.

식이 섬유의 중요성

중년의 다이어트에 있어 식이 섬유가 중요한 이유 중 하나는 체중 조절에 도움이 되기 때문입니다. 식이 섬유는 장에서 당분의 흡수를 막고 포만감을 주어 혈당 조절과 공복감을 조절하는 데 모두 도움을 줍니다. 식이 섬유가 많은 통곡물을 먹는 사람은 식이 섬유를 제거해 버린 정제된 곡식을 먹는 사람들에 비해서 하루에 열량 100kcal 정도 더 소모합니다. 열량 흡수는 줄고 대사가 늘어나기 때문이지요. 하지만 이외에도 식이 섬유는 중요한 점을 아주 많이 가지고 있습니다.

장내 유익균에 대한 식이 섬유의 역할

우리 몸 전신 건강에 장 건강이 중요하다는 것은 이젠 많이 알려져 있습니다. 장에 사는 엄청나게 많은 수의 미생물 생태계가 장 내부뿐만 아니라 우리 몸 전체의 대사, 면역 작용에 있어 큰 영향력을 발휘하기 때문입니다. 또 장내 미생물이 분비하는 화학 물질은 미주 신경을 조절하여 거리상으로는 가장 먼 뇌까지 영향을 미쳐 우리의 기분이나 스트레스에 영향을 미칩니다. 이로운 미생물들, 즉 장내 유익균 활동이 활발하면 우리 몸의 세로토닌 분비도 더 활발해집니다.

장내 미생물들의 구성은 유전적·생리적 영향을 기본적으로 받지만, 환경적으로는 우리의 식이가 매우 큰 영향을 미칩니다. 이 중에서도 식이 섬유는 미생물들의 조성과 활동에 영향을 가장 많이 미치는 식이 요소입니다(1970년대 초반까지 과학자들은, 섬유질은 영양적인 가치가 전혀 없어서 먹으면 소화기관을 지나 배설될 뿐이라고 생각했던 적이 있습니다.). 장내 유익균들이 식이 섬유를 먹이로 삼기 때문입니다. 그리고 식이 섬유를 다양하게 많이 먹을수록 미생물 종류도 다양해지고, 반대의 경우에는 유익균이 살 수 있는 생태계가 축소되어 각종 대사 질환과 대장암 발병률도 올라갑니다.

식이 섬유는 한 가지만 있는 것이 아닙니다. 각 종류의 식품에는 각기 다른 화학적 구성과 다른 종류의 식이 섬유·피토케미컬을 가지고 있어서 다른 효과를 내고 다른 종류의 유익균을 번성시켜 줍니다. 그렇기 때문에 다양한 종류의 채소와 과일을 섭취한다면 보다 다양한 미생물 생태계를 활성화시키는 유산균의 먹이들, 즉 프리바이오틱스로 작용할 수 있습니다.

장 건강이 전신의 건강을 좌지우지할 수 있는 것처럼 장 손상 또한 전신의 질병과 손상을 일으킬 수 있습니다. '장 누수 증후군'이라는 말을 들어보셨나요? 장은 음식물의 소화와 흡수, 배설 역할만 하는 게 아니라 미생물이나 외부 유해 물질의 유입을 차단해 주는 방어벽 역할을 하고 있습니다. 그런데 이 장 점막에 염증이 생기고, 점막 세포를 연결하는 결합 조직이 약해지는 경우가 있습니다. 만성적인 스트레스, 그리고 염증을 유발하는 음식들, 유해균들의 분포가 유익균보다 늘어났을 때 장의 방어벽 기능은 파괴되고 쉽게 미생물과 유독 물질들이 새어 나오는 상태가 됩니다. 이들은 전신에 불필요한 면역 반응을 일으킬 뿐만 아니라 뇌에도 작용하여 치매와 뇌 노화에도 악영향을 미칩니다. 장 누수 증후군 치료 방법은 역시 식이 섬유가 풍부한 채소와 야채, 유산균이 많이 포함된 발효 음식을 충분히 먹는 것입니다. 유익한 균들인 유산균(프로바이오틱스)과 유산균의 먹이(프리바이오틱)를 함께 섭취하면 장 누수 증후군을 예방해 주는 동시에 염증을 완화시키고, 손상된 장 내벽을 치유해 줍니다. 이런 식습관은 더 나아가 노화와 연결된 인지 기능 장애를 늦출 수 있습니다.

식이 섬유 먹는 방법

야채와 과일, 통곡물, 콩류, 견과류, 해조류 등 가공되지 않은 자연으로부터의 음식들은 식이 섬유를 풍부하게 제공합니다. 여기에 우리에게 이로운 유산균이 직접 들어 있는 발효 식품을 같이 먹으면 그 효과가 더 높아집니다. 미국 심장협회(American Heart Association)에서는 식이 섬유를 하루에 최소한 25~30g은 섭취할 것을 권고하고 있습니다.

수용성 식이 섬유는 콜레스테롤과 혈당을 낮추고, 장내 유익균의 주된 먹이가 되어 장 건강과 면역 개선을 담당합니다. 불용성 식이 섬유는 녹지 않고 수분을 흡수해서 변의 부피를 증가시키고 변비를 완화시킵니다. 대부분 식이 섬유가 풍부한 음식들에는 이 수용성 식이 섬유와 불용성 식이 섬유가 모두 들어 있습니다.

식이 섬유를 섭취하기 위한 야채의 양은 생각보다 꽤나 많습니다. 시금치, 양배추 같은 대표적인 잎채소들은 대부분 100g당 2~3g의 식이 섬유가 들어 있는 것이 다입니다. 사과나 당근 한 개에도 식이 섬유는 약 3g 정도 들어 있을 뿐입니다. 따라서 권장량의 식이 섬유에 도달하는 방법은 탄수화물은 통곡물로, 그리고 여기에 콩을 곁들여서, 해조류, 견과류, 버섯 등의 섭취를 생활화하는 것입니다. 콩에 함유된 식이 섬유가 대략 100g에 8~9g, 귀리도 약 8g, 미역 같은 해조류에는 대략 우리가 먹는 부분의 거의 절반가량이 식이 섬유로 되어 있습니다.

섬유질이 많이 있음에도 혈당을 잘 올리기 때문에 꺼려지는 식품 (고구마, 감자, 밥)은 바로 조리해서 먹지 않고 6시간 이상을 냉장고에서 식혀 먹으면 좋습니다. 전분이 들어간 음식을 식히면 전분의 성질이 바뀌어 '저항성 전분'이 되고, 이는 소장에서 잘 흡수되지 않기 때문에 역시 혈당은 올리지 않으면서 유산균의 먹이가 됩니다.

현재 미국인들의 평균 식이 섬유 섭취량은 하루에 15g, 즉 절반 정도밖에 되지 않습니다. 한국 성인의 식이 섬유 섭취량은 미국인보다 조금 나은 수준이지만 점점 줄어들고 있습니다. 게다가 식이 섬유가 거의 포함되지 않은 배달 음식, 외식, 군것질을 많이 하는 현대 청소년들과 어린이들이 향후 어떤 식이 패턴을 갖게 될지 상당히 걱정되는 점이 많습니다.

많은 청소년이 이른 나이에 고혈압, 당뇨와 같은 성인병을 진단받고 있는 현실입니다. 이전에는 상상도 하지 못한 일이었지요. 많은 학생이 학원에 바삐 다니면서 길거리에서 식사를 해결합니다. 저도 한 엄마로서 그런 학생들을 볼 때마다 걱정스럽고 안쓰러운 마음이 한가득입니다. 청소년 시기에서부터 식이에 대한 교육이 많이 이루어졌으면 하는 바람입니다.

과일과 채소는 식이 섬유를 제공할 수 있는 가장 좋은 음식이지만 다른 통곡물, 콩, 견과류로부터도 섭취하면 식단을 지겹지 않게 구성하면서 식이 섬유를 섭취할 수 있습니다.

'근육-장-뇌' 축(Muscle Brain Gut Axis)

1951년 미국 코넬대학 뉴욕병원 교수인 앨미 박사는 한 실험을 통해서 뇌와 장이 밀접한 관계가 있다는 것을 보여 주었습니다. 실험 참가자에게 대장 내시경 검사를 진행하고, 필요한 경우 조직검사를 시행한다는 정보만을 전달, 실제로는 있지 않은 심각한 병변이 있는 것처럼 피험자에게 가장하여 심한 불안감을 유발한 것입니다. 그런데 실제로는 대장 내에 아무런 병변이 없음에도 불구하고 대장 내의 점막 혈관 충혈이 점점 심해지는 것을 관찰자는 볼 수 있었습니다. 반대로 피험자에게 지금까지의 상황이 모두 거짓이었음을 알리자, 즉시 대장의 병변은 점점 정상으로 변하는 것을 관찰하였습니다. 이렇듯 뇌 기능의 변화가 대장 운동을 변하게 할 수 있고, 대장 생리에 영향을 가져올 수 있다는 것을 알린 것이 '장-뇌 축' 이론의 시초가 되었습니다. 사실 이미 오래전부터 이런 변화에 대해서는 인지하고 있었습니다. 영어에도 "뱃속에 나비들이 날아다닌다."는 표현이 있지요. 이는 아주 긴장했을 때를 의미하는 표현입니다. 한국에도 "사촌이 땅을 사면 배가 아프다."라는 속담이 있는 것처럼요.

'장-뇌 축' 이론에서는 뇌와 장이 서로 긴밀하게 연결되어 있다고 설명합니다. 신체적, 또는 정신적 스트레스를 받으면 뇌의 시상하부에서 코르티코로핀 분비 호르몬(Corticotropin-Releasing Hormone, CRH)이 분비되어 '시상하부-뇌하수체-부신'으로 연결되는 축을 통해 코르티솔(스트레스 호르몬)을 분비하게 하거나, 또는 직접적으로 자율신경계에 작용하여 대장에 영향을 미칩니다. 반대로 장내의 미생물총 역시 뇌에 영향을 미칩니다. 우리의 뇌는 너무나 중요한 기관이기 때문에 'BBB(Blood Brain Barrier)'라고 하는 혈관 장벽에 의해서 보호받고 있고, 이 BBB 덕분에 세균의 대사물에 의한 신경계의 침투를 막을 수가 있는데, 감염이나 항생제 남용·스트레스·비만 등과 같은 요인에 계속 노출되면 장의 미생물들은 이 BBB까지 영향을 미치고, BBB의 장벽을 허물게 됩니다. 이는 뇌와 관련된 각종 질환-치매, 우울증, 불안, 섭식 장애 등의 원인이 됩니다.

하지만 더 나아가 이제는 이 장과 뇌를 잇는 축에서 근육이 또 하나의 중요한 축으로 작용한다고 생각되고 있습니다. 장내 미생물들이 중추신경계에서 식욕과 에너지 대사에 영향을 미칠 뿐 아니라, 짧은 사슬 지방산(Short Chain Fatty Acid; SCFA), 담즙산과 같은 미생물의 대사물질들이 미토콘드리아의 활동을 증가시켜 근육의 에너지 대사를 활성화하기 때문입니다. 짧은 사슬 지방산이 하는 일은 이외에도 다양합니다. 대장과 췌장에서 GLP-1(Glucagon Like Peptide-1)을 분비시켜 인슐린을 증가시키고 혈당을 올리는 글루카곤 분비를 억제하기도 하고, 근육에 글루코스를 흡수시켜 혈당 조절을 돕는 것도 짧은 사슬 지방산이 하는 일입니다. 위에서 음식을 배출하는 시간도 GLP-1은 길게 만들어서 포만감을 유지해 줍니다. 요새 유행하는 비만 치료제들이 바로 이 호르몬이 하는 역할과 유사한 역할을 하도록 만든 약들입니다. 장내 미생물에 의해 형성된 담즙산은 갑상선호르몬을 활성화해 에너지 소비를 효율적으로 만들어 주고, 근육에 지방이 쌓이는 것을 막아 줍니다. 즉 장내 미생물이 뇌와 근육의 활성을 모두 증가시켜 주는 것입니다.

근육 역시 우리가 몸을 움직이는 데만 사용되는 것이 아니라 여러 가지 일을 하고 있습니다. 근육의 중요한 기능 중 하나는 수백 가지의 단백질을 분비하는 내분비 기관으로 작용한다는 것입니다. 운동을 하게 되면 이러한 물질들의 분비가 더욱 활발해져서 근육 또한 혈당 조절과 포만감을 돕는 GLP-1을 분비하는 기관으로 작용하기도 하고, 중추신경계에 올라가 식욕을 조절하기도 합니다.

중추신경계는 근육에 어떤 변화를 가져올까요? 우리의 중추신경계 이상, 신경정신과적 질환들은 장내 미생물의 환경 변화를 가져온다고 설명 드렸습니다. 장내 유익한 미생물들은 감소하고 유해한 미생물들이 늘어나면 짧은 사슬 지방산의 생산은 줄어들고, 독소와 각종 염증과 관련된 사이토카인이 함께 배출되어 만성 염증과 인슐린 저항성이 생깁니다. 이는 근육량의 감소로 이어집니다.

뇌와 근육, 장이 이처럼 유기적으로 연결되어서 서로 긴밀하게 연락을 주고받으며 영향을 미치고 있다는 것이 '근육-장-뇌' 이론의 핵심입니다. 이 중 한 가지 축의 환경이 개선되면 다른 축도 좋아지고, 한 가지 축이 무너지면 다른 축들도 무너지는 것입니다.

식이와 운동은 근육-장-뇌의 축을 모두 개선해 주는 효과가 있습니다. 적절한 운동을 해서 근육을 사용하게 되면 대장암, 과민성대장증후군 같은 장 질환이 줄어듭니다. 또한 식이의 개선과 프로바이오틱스와 프리바이오틱을 함께 복용하는 것이 우울과 불안함, 집중력 장애의 개선뿐만 아니라 운동 능력도 향상될 수 있다고 합니다.

이제는 비피도박테리아(bifidobacteria)나 락토바실러스(lactobacillus) 같은 유산균과 유산균의 먹이가 되는 식품들을 많이 먹는 것이 '시상하부-뇌하수체-부신'으로 이어지는 호르몬 축과 면역 반응, 염증 반응에 모두 긍정적인 영향을 미쳐서 우울증과 기분 장애, 그리고 섭식 장애와 식욕 조절에 대한 치료 중 하나로까지 생각되고 있습니다.

비타민과 미네랄의 역할

비타민과 미네랄은 우리에게 열량을 제공하는 성분들은 아닙니다. 하지만 이들 미세 영양소들은 우리 몸에서 에너지를 생성하는 과정과 신경계 형성, 전달 과정, 호르몬 합성 등의 과정에 복합적으로 작용합니다. 따라서 비타민과 미네랄 부족은 여러 가지 문제들, 즉 신체적 이상뿐만 아니라 육체적·정신적 피로와 인지 기능에도 영향을 미칠 수 있습니다.

이들 영양소의 부족들은 각종 검사를 한다고 해서 눈에 띄게 드러나는 것이 아닙니다. 하지만 현저한 부족은 아니더라도 비타민과 미네랄이 최적의 상태에 도달하지 못할 경우 임상적으로 판가름하기 어려운 여러 가지 신체 증상과 정신적인 문제들, 즉 기억력 부족과 인지 기능 장애 그리고 우울과 불안에도 영향을 미칠 수 있습니다. 왜인지는 잘 모르지만, 비만인 경우 각종 비타민과 미네랄 결핍인 경우가 많습니다. 건강하지 못한 식습관이 원인일 수도 있고, 살이 찌는 것 자체가 비타민과 미네랄의 농도를 낮추기 때문일 수도 있습니다. 어쨌든 비타민과 미네랄 역시 건강한 장내 미생물 환경에 꼭 필요한 미량 원소들로, 장내 미생물들의 환경 악화가 어떤 건강상의 문제들을 일으키는지는 앞에서 말씀드렸습니다.

이 중 비만과 연관성이 특히 많다고 생각되는 비타민은 비타민 D입니다. 비만인 사람이 비타민 D가 낮다는 결과는 이미 많습니다. 비타민 D는 칼슘의 흡수를 촉진하여 뼈를 튼튼하게 해 준다고 알려져 있는데, 이제는 근육 기능을 활성화하고 세포의 재생·인슐린 분비와 면역계에서도 활발히 활동하고 있다고 생각이 됩니다. 그래서 비타민 D는 심혈관 질환이나 대사증후군, 우울, 치매, 여러 가지 면역 질환들과도 연관 깊은 중요한 비타민으로 인식되고 있습니다. 앞으로 비만 치료에 비타민 D의 보충이 추가될지도 모릅니다.

햇빛을 쐬기가 힘든 현대인들의 특성상 비타민 D는 보충제를 먹어서라도 필요량을 충족시켜야 하는 영양소가 되었습니다. 적어도 체중을 조절하고자 한다면 생활 습관 안에서 비타민 부족에도 신경을 써야 합니다.

건강한 지방이란

지방은 우리에게 열량을 주는 필수적인 영양소입니다. 지방은 호르몬 생성과 뇌의 기능을 도와주고 지용성 비타민의 흡수도 도와줍니다. 하지만 지방은 많은 열량을 내기 때문에 비만의 원인이 된다고 생각해 기피 대상이 되기도 합니다. 그래서 저지방 음식이 다이어트식으로 인기를 끌었던 적도 있습니다. 하지만 이제 저지방식이 다이어트에 도움 되지 않는다는 것은 다 아는 사실입니다. 오히려 매끼 15~30g의 지방은 꼭 필요합니다. 우리가 섭취하는 지방은 우리 근육 안에 들어 있는 지방에도 영향을 미치기 때문에 매우 중요합니다.

그렇다면 이젠 어떤 지방을 먹느냐가 중요합니다. 여기에서 대표적인 지방의 종류를 몇 가지 소개해 드리겠습니다. 여러분이 아마 알고 계신 불포화지방과 포화지방보다 더 세분화될 뿐 아니라 새롭게 알게 된 사실들이 있습니다.

불포화지방

먼저 올리브오일에 많이 들어 있는 올레익산으로 대표되는 '단일 불포화지방(MUFA, Monounsaturated fatty acid)'이 있습니다. 엑스트라 버진 올리브유에 대해서는 많은 연구 결과가 진행되었는데, 심장 질환과 혈당을 모두 낮추고 체중·혈압 조절에도 효과 있다고 알려져 있습니다. 최근에는 올리브오일에 들어 있는 '올리오칸탈'이라는 성분이 특히 치매 예방 효과에 강한 것으로 알려졌습니다. 지중해 지역 사람들이 그러하듯이 빵을 올리브오일에 찍어 먹으면 포만감이 많이 느껴져서 최종 섭취하는 칼로리가 낮아져 다이어트에 도움이 될 수 있습니다. 단일불포화지방은 이외에도 참기름, 아보카도유, 견과류와 씨앗 그리고 유제품에도 풍부합니다.

이중 결합이 여러 개 있어서 '다불포화지방(Polyunsaturated fatty acid)'으로 불리는 지방에는 오메가3와 오메가6가 있습니다. 다불포화지방도 건강에 좋은 기름이지만 주의할 점이 있습니다. 오메가3에는 염증과 심혈관 질환·당뇨·우울을 좋게 하는 효과가 있지만, 오메가6는 과도하게 섭취 시 오히려 만성 염증이 증가할 수 있습니다. 식물성 식용유로 튀긴 음식, 인스턴트 음식 등에 오메가6의 비율이 과다하게 들어 있어서 문제가 됩니다.

오메가3는 유익균을 늘려 줄 뿐만 아니라 내장 지방을 줄이고 근육을 유지하는 기능을 합니다. 연어, 고등어, 참치, 정어리 등에 오메가3가 많습니다. 이런 식품들을 일주일에 한두 번만 먹어도 오메가3의 이득을 충분히 얻을 수 있습니다. 오메가3는 건강기능식품, 즉 캡슐로도 섭취할 수 있겠지만 이렇게 섭취하는 오메가3에 대해서는 엇갈린 결과들이 나오고 있습니다. 음식의 형태로, 즉 등푸른 생선·콩·견과류의 형태로서 섭취하여 다른 영양소를 같이 섭취하는 것이 우리가 아직 잘 모르는 시너지 효과까지 얻게 될지도 모릅니다.

포화지방

포화지방에는 지방 구조 안에 수소가 빈틈없이 차 있어서 포화지방이라고 불립니다. 더 이상 수소를 주고받을 필요가 없기 때문에 아주 안정화된 지방입니다. 소고기나 돼지고기 같은 육류에 있는 기름이 대표적이지요. 과도한 섭취는 나쁜 콜레스테롤을 올릴 수 있지만, 어느 정도 꼭 필요한 지방입니다. 피하지방을 구성하기도 하고, 세포막의 성분이기도 합니다. 식물성이지만 포화지방으로 구성된 코코넛 오일은 항산화제가 풍부하고 보습 효과가 좋아서 면역 질환이나 피부 질환에 효과가 있을지 모른다고 생각되는데, 아직도 연구가 진행 중입니다.

트랜스 지방

트랜스 지방은 불포화지방이 산패되지 않고 보관이 용이하도록 수소를 붙여서 마치 포화지방인 것처럼 만든 것입니다. 트랜스 지방은 최악의 지방이라고 생각하면 됩니다. 상당히 많은 문제를 일으킵니다. 염증을 증가시키고, 나쁜 콜레스테롤을 올리며, 혈관 기능을 악화시키고, 뱃살이 쌓이도록 만드는 지방입니다. 마가린이 들어간 과자, 쿠키, 프렌치프라이 같은 튀긴 음식들이 모두 해당됩니다.

건강에 대한 관심이 높아지면서 요리할 때 어떤 기름을 쓸지에 대한 궁금증도 높아졌습니다. 우리가 흔히 써왔던 식용유는 과연 건강에 해로운지에 대한 의문도 많이 생기는데, 여기저기에 퍼져 있는 정보들은 우리를 혼란스럽게만 합니다. 하지만 우리의 건강에 영향을 미치는 지방은 사실 조리하는 오일보다는 우리의 평소 식습관, 즉 생선류에서 섭취하는 오메가3, 견과류와 씨앗·콩에서 얻을 수 있는 좋은 불포화지방 함량에 달려 있습니다.

다만 기름으로 조리하는 것은 피할 수 없기에 식용유에 대해서 고려할 점은 불포화지방이 풍부하게 들어 있는지, 그리고 식물성 기름을 정제하는 과정에서 화학 가공 처리를 거치면서 영양소 파괴가 일어났는지를 고려합니다. 이러한 기준으로 보았을 때 아보카도유와 엑스트라 버진 올리브유가 요리에 가장 적절한 기름으로 보입니다. 몸에 좋은 지방산이 풍부하고, 알려진 바와 같이 너무 고온에서 조리하지 않는다면 발연점을 넘는 것을 피할 수 있기 때문입니다.

물을 많이 드세요

충분한 물을 날마다 섭취하는 것은 무엇보다 중요합니다. 우리의 세포는 수분이 충분해야 미토콘드리아가 제대로 활동할 수 있고, 미토콘드리아 활동은 소모하는 열량을 늘릴 수 있습니다. 뿐만 아니라 식사 전에 먼저 물을 마시게 되면 포만감을 느낄 수 있어서 체중 조절에도 도움이 됩니다. 또한 영양분을 더 잘 흡수할 수 있는 환경으로 만들어 줍니다.

다만 우리가 마시는 음료에 열량이 포함되어 있다면 주의해야 합니다. 사이다, 콜라, 아이스티 그리고 단 커피 음료, 과일 주스 모두 설탕이 잔뜩 들어가 있습니다. 액체 형태의 설탕은 소화기에 더 빨리 침투합니다. 한편, 칼로리가 제로라고 하는 다이어트 콜라, 소다에는 설탕이 아닌 인공감미료가 들어 있습니다. 이런 음료들은 오히려 입맛을 돋워 다른 음식들을 더 먹게 하고, 오히려 단것에 대한 갈망과 의존성을 증가시킬 수 있다고 합니다. 실제로 인공감미료를 주로 섭취하는 사람들에게서 체중 감소의 효과는 전혀 없는 것으로 나타났습니다. 또 장내 미생물에도 좋지 않은 영향을 미치고, 면역을 약화시킬 수 있습니다. 첨가물이 전혀 들어 있지 않은 물이 가장 좋습니다.

유행하는 다이어트들에 대해 🍀🌿

케토 다이어트와 간헐적 단식

케토 다이어트와 간헐적 단식은 모두 최근에 굉장히 유명해진 다이어트 치료입니다. 접근 방식이 둘 다 비슷합니다.

케토 다이어트의 핵심은 생존을 위해 필요한 연료를 어디에서 얻느냐에 달려 있습니다. 우리는 필요한 열량을 우선적으로 탄수화물에서 얻는데, 먹는 탄수화물을 고갈시키고 나면 할 수 없이 몸은 저장된 지방을 사용해야 하는 상황이 오게 됩니다. 몸을 케토화한다는 것은 우리의 대사 작용에 필요한 열량을 탄수화물 연료로 사용해서 얻는 것이 아니라 지방을 태우는 상태로 바꾸는 것을 의미합니다. 그러기 위해서는 탄수화물이 아닌 지방에서 하루 필요 열량의 대부분을 섭취하며, 하루에 50g 이상 탄수화물을 섭취하지 않습니다. 지방에서 많은 열량을 섭취하는 게 중요하기 때문에 단백질을 얻는 육류의 포화지방 함량은 문제가 되지 않습니다.

이 케토 다이어트가 효과 좋고, 공복감 없이 체중을 단기간에 쉽게 뺀다고 증언하는 사람들이 많습니다. 또 이를 입증하는 연구 결과들도 상당히 많습니다. 하지만 중년 이후에는 장기적으로 지속하기에 무리가 많은 다이어트의 대표적인 예입니다.

케토 다이어트의 장기적 시행에는 몇 가지 문제가 있습니다. 그중 가장 큰 문제는 지방에 식이가 치중되는 것에서 생기는 영양소 불균형입니다. 여러 가지 곡물, 야채, 과일에서 얻을 수 있는 각종 비타민과 미네랄 부족은 앞에서 말씀드린 많은 건강상의 문제를 일으킵니다. 방탄 커피를 마시는 방법으로 케토화를 유도하게 되면 단백질 부족이 쉽게 오게 됩니다. 또 지방을 열량으로 사용하기 위해 간이 과다하게 일을 해야 하기 때문에 간에 무리가 오는 것과 섬유질 부족으로 인한 변비도 흔히 오는 부작용 중 하나입니다. 지방의 종류를 전혀 제한하지 않는 식이는 과도한 포화지방이나 트랜스 지방의 섭취를 야기할 수도 있습니다. 케토 다이어트를 하는 많은 사람이 실제로 나쁜 콜레스테롤 LDL이 올라가는 경우가 많이 있고, 이는 필연적으로 심혈관 질환 우려가 있습니다. 나이가 들면서 이런 방식으로 꼭 필요한 영양소를 줄이고, 지방을 과다하게 섭취하면서 극단적인 방법으로 살을 빼는 다이어트는 큰 무리가 따릅니다.

케토 다이어트는 단기적으로 어느 정도 효과를 보이지만 장기적으로 지속했을 때의 체중 감량 이득은 확 줄어듭니다. 초반에 케토식을 시행하는 사람들이 감량하는 체중 대부분은 바로 수분인 것도 원인에 한몫을 합니다. 우리 몸에 저장된 당(글리코겐)은 물과 결합해 있습니다. 따라서 탄수화물을 줄이면 몸속의 글리코겐이 일차적으로 열량을 내기 위해 분비되면서 수분도 확 빠지게 되는데, 이것이 체중을 많이 줄이는 것처럼 보이기 때문입니다.

또 한 가지 유행하는 다이어트는 '간헐적 단식'입니다. 간헐적 단식은 여러 가지 방식이 존재합니다. 주중에 열량을 500kcal 이하로 줄여 칼로리를 극단적으로 제한하고 주말에는 일반식으로 먹는 방식도 있고(5:2 다이어트), 하루에 먹는 시간을 제한하는 방법도 있습니다. 하루 중 4시간, 6시간 또는 8시간 안에만 먹고 다른 시간에는 먹지 않는 것입니다. 또 24시간 동안 아무것도 먹지 않는 방법도 있습니다.

간헐적 단식이 단기간의 체중 감량에 효과가 있고, 또한 대사증후군을 완화시키는 데 효과가 있다는 연구 결과는 상당히 많이 있습니다. 그 이유는 우리의 생체리듬상 인간이 낮에 많은 에너지를 소모하고, 따라서 필요한 에너지 역시 대부분 낮에 얻게 되는 방식으로 진화해 왔기 때문이라고 생각합니다. 그 리듬을 따르지 않는 식습관(야식)은 에너지의 불균형과 인슐린 저항성을 일으켜 비만과 혈당 증가를 일으키고, 반대로 생체리듬을 정상적으로 따르는 식습관(낮에만 먹고 밤에는 먹지 않는 생활 습관)은 에너지 대사의 활성화와 체중 감량을 도와주게 됩니다. 또한 간헐적 단식이 장 안에 서식하는 장내 미생물의 다양성도 증가시킨다고 합니다.

따라서 간헐적 단식은 효과 있는 체중 감량 방식임이 분명하지만, 역시 중년 이후의 장기적으로 지속 가능한 다이어트 방식인지는 의문의 여지가 있습니다. 우선 대부분의 연구가 고령을 대상으로 하지 않았기 때문에 중년을 넘어 노년기에 접어든 경우에도 이 체중 감량 방식이 효과적인지 확실하지 않습니다. 하루 중 먹을 수 있는 시간에는 음식의 양과 종류를 제한하지 않는 방식 역시 영양의 불균형 문제를 일으키기 쉽습니다.

간헐적 단식 역시 체중 감량에 미치는 영향은 1~6개월 정도에 그칩니다. 그리고 그 이후에는 더 이상의 감량이 잘 일어나지 않는 것으로 보였는데, 이것은 우리 몸이 이미 낮은 열량 섭취에 적응하기 위하여 대사율을 낮추기 때문인 것입니다. 따라서 우리가 노년이 될 때까지 체중 조절을 평생 해야 하는 것을 감안한다면, 또 건강한 몸과 대사 속도를 유지해야 한다면 오랫동안 지속하는 데는 무리가 있어 보입니다.

기존의 열량 제한 방식에 비해 간헐적 단식이 가지고 있는 차이점들이 이론적으로 분명히 존재함에도 불구하고(간헐적 단식은 우리 몸의 생체리듬을 중시하기 때문에 먹는 시간을 조절하는 것이 칼로리 제한보다 더 중요하다는 것이 가장 큰 차이점입니다. 역시 단식 기간에 우리 몸의 케토화를 유도한다는 점에서는 케토 다이어트와 유사합니다.) 미국의 권위 있는 의학 저널 《JAMA》(Journal of the American Medical Association)에서는 체중 감량에 있어서 간헐적 단식이 칼로리를 줄이는 방식에 비해서 더 이득이 있는지 역시 아직 불분명하다고 밝혔습니다. 27~40%의 간헐적 단식 참가자가 중간에 포기하는 것으로 미루어 지속적으로 유지하기가 상당히 힘든 방식이라고 합니다.

배고픔의 신호는 우리의 집중력을 분산시키고 굉장히 고통스럽게 만듭니다. 장시간 굶는 상황에서 우리 몸은 어떻게든 칼로리를 저장하려고 합니다. 또한 최대한 열량을 아껴야 하기 때문에 신진대사가 느려지고, 근육을 연료로 사용해야 하는 상황에서는 근육량도 결국 줄어들게 됩니다.

하지만 물론 하루 중에서 더 이상 먹지 않는 시간을 정하는 것에는 충분한 근거가 많이 있고, 하루 중 아무 때나 먹고 싶을 때 먹고 밤늦게 핸드폰을 보면서 야식하는 안 좋은 습관은 반드시 고쳐야 합니다. 금식하는 시간을 12시간으로만 해도 10주 동안 평균 3~4kg은 빠지면서 간헐적 단식의 건강상 이득을 안전하게 얻을 수 있습니다. 즉 저녁 8시에 마지막 식사를 하고, 아침 식사는 아침 8시에 하면 자연스럽게 우리 몸을 케토시스 상태로 만들 수 있습니다. 엄격하게 금식을 하거나 건강한 탄수화물 또는 근육을 지켜 주는 단백질을 제한하지 않아도 충분히 가능한 방식입니다.

극단적으로 단시간에 많은 칼로리를 줄이면 결국에는 오히려 체중 증가가 일어나기 때문에 중년의 다이어트에서는 이 방법을 사용하지 않는 것이 좋습니다. 대신에 식습관을 살짝 교정하는 방법을 사용합니다. 보다 많은 단백질과(근육을 유지하고 배고픔을 줄이는 역할) 그리고 피토케미컬과 식이 섬유가 풍부한 야채와 과일(염증과 싸우기 위해서)을 섭취하고, 인스턴트식품·가공식품은 덜 먹는 것입니다. 우리가 하루에 태우는 열량보다 조금 적은 열량을 날마다 섭취하면서 대사 작용은 여전히 건강하고 정상 속도로 유지하고자 하는 것이 이 다이어트 방법의 핵심입니다.

운동과 체중 조절을 위한 원칙들 🍀

운동의 역할

나이가 들어가면서 운동은 단백질을 충분히 섭취하는 것과 더불어 근육량을 늘려 줄 수 있는 유일한 방법입니다. 우리 몸은 끊임없이 근육의 단백질을 분해하고 또 생성하고 있습니다. 어릴 때는 분해되는 단백질보다 생성되는 단백질 합성이 더 많아 우리의 근육이 커집니다. 하지만 나이가 들면서 성장호르몬, 인슐린 등의 분비가 줄어 근육이나 뼈 같은 조직 합성도 줄어들게 되고, 결과적으로 50대 이후부터 우리는 매년 1% 정도의 근육을 잃어갑니다.

앞에서 말씀드렸듯이 근육이 줄어들면 기운이 없고, 운동 능력 상실뿐만 아니라 혈당을 저장할 능력이 줄어들면서 대사 질환에도 취약한 상태가 되고 맙니다. 이런 자연스러운 노화 과정을 거치기 때문에 우리는 나이가 들면서 '당연히' 허약해진다고 생각합니다. 하지만 그렇지 않다는 것을 보여 주는 예는 너무나 많습니다. 시니어 게임에 출전하는 50~85세 육상 선수들을 조사한 결과 나이가 들면서 서서히 기록이 낮아지기는 하지만 75세까지도 상당히 활발한 신체 기능을 유지할 수 있다는 것을 보여 줍니다. 특히 근육 운동을 할 경우 웨이트 트레이닝을 할 수 있는 능력은 85세에도 유지되었습니다. 역시 전제 조건은 꾸준히 운동했을 때 그러한 신체 능력의 유지가 가능하다는 것입니다.

나이가 들어도 운동을 계속하는 것은, 우리의 신체 능력은 상당히 오랫동안 나이보다 훨씬 좋은 상태로 유지하게끔 원동력이 되어 주기 때문입니다. 즉 운동을 계속하면 근육 세포의 수가 늘어나지는 않지만, 근육의 부피와 근육의 질이 좋아짐으로써 운동을 하지 않을 경우 생기는 노쇠함을 예방할 수가 있는 것입니다.

사실상 운동 자체가 소모하는 칼로리는 그다지 높지 않습니다. 운동을 하든 그렇지 않든 우리는 비슷한 칼로리를 날마다 소모합니다. 우리의 몸이 항상성을 유지하려는 특성 때문이지요. 그렇게 우리의 대사는 일정하게 유지되다가 중년에 접어들면서 달라지기 시작합니다. 근육량이 감소하면서 대사율도 낮아지게 됩니다. 굶는 다이어트를 하면 우리의 몸은 기아 상태에 접어들었다고 판단하고 더욱더 대사율을 줄입니다. 오히려 살이 찔 수 있는 이유지요(상당수의 다이어트에 성공한 사람들이 다시 요요 현상을 겪는 것이 그런 이유에서입니다. 실제로 다이어트 후에는 기초대사량이 현저히 감소하게 됩니다.). 그럼에도 운동은 너무나 중요합니다.

- 운동은 우리의 노화를 늦추고 건강 수명을 연장합니다.
- 운동은 심폐 지구력을 증가시켜 주고, 심혈관 질환을 예방해 줍니다.
- 운동은 근육의 부피와 힘을 좋게 해 줍니다.
- 운동은 대사 질환을 예방해 줍니다.
- 운동은 비만을 막아 줍니다.
- 운동은 말초 혈관 질환을 예방해서 혈류 정체나 정맥 혈전을 예방해 줍니다.
- 운동은 인지 장애를 예방하고, 우울과 불안을 낮추어 줍니다.
- 운동은 골다공증과 관절염을 막아 줍니다.
- 운동은 유방암과 대장암을 예방합니다.
- 운동은 성기능, 소화 기능을 좋게 만들어 줍니다.
- 운동은 만성 통증을 줄여 줍니다.

운동이 이런 모든 질환을 예방할 수 있다는 것은 수많은 연구 결과들이 말해 주고 있습니다. 하지만 현대인들은 장기간의 좌식 생활로 인해 허벅지 근육이 위축되어 있고, 이미 디스크가 압박되어 근육 질환과 관절 질환, 말초 혈관 질환 및 각종 대사 질환에 노출되는 경우가 너무나 많습니다. 날마다 생활 방식에서 고착된 자세가 아니라 하루하루 새로운 긴장감에 노출되는 것이 곧 운동이고, 여기에 중강도의 운동을 더 해서 단련시킨다면 장시간 좌식에 의한 위험들을 낮출수 있습니다.

연구에 연구를 거듭할수록 운동은 인지 기능의 노화도 막아 주고 뇌를 명철하게 유지시켜 줄 뿐만 아니라, 우리의 장내 미생물계에도 좋은 영향을 미친다는 것이 밝혀지고 있습니다. 또 운동하여 근육이 더 많아지면 염증이 줄어들고, 세포 활동이 활발해지면 대사 작용도 더 건강해집니다. 그렇게 하면 질병을 예방하고 노화와 관련된 체중 증가도 예방할 수 있습니다.

운동은 한 가지만 계속하는 것보다 여러 가지를 병행하는 것이 좋습니다. 즉 유연성(Flexibility) 운동, 유산소(Aerobic) 운동, 근력(Carry a load) 운동, 균형(Equilibrium/Balance) 운동을 번갈아가며 하는 것입니다. 본다 라이트 박사는 이를 영어의 약자를 따서 'F.A.C.E 운동'이라고 명명하였습니다(『Fitness after 40』).

유연성 운동은 우리 근육의 수축과 경직을 풀어주어 부상으로 가는 위험을 줄여 줍니다. 유산소 운동은 폐 속의 산소량을 최대한으로 늘려 주고, 심장이 산소를 온몸 구석구석으로 보내도록 자극해 주어 심혈관을 최대한 건강하게 유지해 줍니다. 중량(근력) 운동은 근육의 힘과 부피, 그리고 근육의 질을 늘려 주는 운동입니다. 중량 운동을 꾸준히 하면 식이 조절을 전혀 하지 않아도 칼로리 연소 능력이 9%나 올라간다고 합니다. 이는 체중을 줄이는 데 큰 역할을 합니다. 균형 운동은 몸을 똑바로 유지하는 것을 연습하는 운동입니다. 균형을 유지하기 위해서는 눈·귀·말초 신경계의 기능이 모두 종합적으로 필요하고, 두뇌가 이 모든 기관의 신호를 종합하여 움직임의 속도와 방향을 제어합니다. 그런데 우리가 나이 들면서 이 기능이 쇠퇴하게 되고, 이는 균형 능력의 감소와 부상으로 이어지게 됩니다. 균형 능력을 도와주는 운동을 하루에 단 20분만 해도 조기 사망률을 20%까지 줄일 수 있습니다.

저의 진료실을 방문하는 환자분들 중에는 운동을 전혀 하지 않았던 분들도 많습니다. 그런 분들에게는 단 몇 분간의 운동도 숨이 차고 힘들 수 있습니다. 그래서 평소에 전혀 운동을 하지 않았던 환자분들에게는 단 5분 동안 운동해도 괜찮다고 저는 이야기합니다. 처음부터 5분을 목표로 잡으면 그것만 달성해도 성취감을 느낄 수 있으니까요. 그 5분이 몸에 익숙해진다면 5분에서 10분, 10분에서 다시 15분, 20분 이런 식으로 5분씩 늘려갈 수 있습니다. 사실 이렇게 하는 데 시간이 굉장히 오래 걸릴 수도 있습니다. 저 같은 경우 5분 운동이 완전히 몸에 익숙해지는 데 한 달 이상이 걸렸던 것 같습니다. 하지만 한번 운동을 하게 되면 누구나 운동이 좋다는 것을 느끼게 되고, 시간을 점차 늘리는 것도 더 쉬워집니다. 성취감, 자신감, 긍정적인 마음, 몸이 가벼워진 느낌, 강해지는 느낌을 모두 갖게 해 주는 것에는 운동만한 게 없습니다.

빨리 걷기 같은 유산소 운동과 근육 운동을 각각 일주일에 세 번씩 번갈아 가며 하는 방법을 추천해 드리고 싶습니다. 20분 목표가 가능해진다면 30분까지 늘려보세요. 이때 근육 운동 역시 각 근육 강화를 위해 다양한 근육을 골고루 움직이는 운동을 번갈아가며 하면 좋습니다.

병원에서 하는 운동 처방은 최대심박수와 안정심박수를 고려하여 목표 심박수를 정하고, 운동 시작 후 5~10분 후 목표 심박수에 도달하도록 하여 유산소 운동을 주 2~3회 20~30분 정도로 실시합니다. 하지만 병원의 운동 처방 없이 집에서 운동을 병행하여 체중 감량과 건강을 도모하고 싶다면 너무 복잡해 보이는 수식은 오히려 난해할 수 있습니다. 따라서 주 5회 운동하며 유산소와 저항성 운동을 번갈아가면서 매번 30분 동안 하는 방법이 가장 기억하기 쉽고, 따라 할 수 있는 간단한 방법일 것입니다. 혼자 운동을 해야 하는 경우라면 이렇게 조금씩 도전해 보세요.

체중 조절을 위한 원칙들

이제 중년 이후에도 건강하게 체중을 유지하려면 어떻게 해야 할까요? 우선 체중을 줄이는 것이 대단하거나 복잡하거나 어려운 문제가 아니라는 것을 기억하세요. 날마다 평상시 섭취하는 칼로리보다 조금 더 적게 섭취하고, 활동량을 조금 더 늘리면 됩니다. 사실 음식 조절만 해도 체중은 잘 빠질 수 있습니다.

생각보다 대부분 사람이 본인이 먹고 있는 음식의 열량을 제대로 파악하지 못하고 있습니다. 또 포만감을 많이 줄이지 않으면서도 열량을 줄일 수 있는 방법이 많다는 것을 모르는 경우가 많습니다. 예를 들어 커피전문점에서 많이 팔고 있는 단맛이 가득한 커피 음료와 시럽을 넣지 않은 아메리카노의 열량 차이만 해도 300kcal에 가깝습니다. 딱히 배를 채워주는 것이 아닌데도 말이지요.

매일매일 500kcal를 적게 먹으면 1주일에는 약 0.5kg 가까이 뺄 수 있습니다. 극단적으로 열량을 제한하는 것이 아니기 때문에 우리 몸이 어떻게든 체중을 유지하려고 발버둥치지 않습니다. 우리에게 열량을 주는 음식 중 아무런 영양이 없는 것들을 멀리하고, 열량을 섭취할 때는 반드시 포만감을 주는 음식, 그리고 근육을 늘려 줄 수 있는 단백질이 부족하지 않도록 합니다. 여기에 운동이 더해진다면 대사가 활발해져서 소모할 수 있는 열량은 더 많아집니다. 더해서 체중에 관여하는 여러 가지 복합적인 면을 좀 더 관리하게 되면 체중 조절의 효율은 훨씬 올라갑니다.

불규칙한 수면 습관과 과도한 스트레스가 코르티졸 수치를 올리고, 이 호르몬은 우리 몸을 위기의 상황으로 인식하여 소모하는 칼로리를 줄여서 살이 빠지기 어렵게 만듭니다. 여러 번 말씀드리지만, 과도한 열량 제한 또한 신진대사가 느려지고, 우리 몸이 근육을 열량으로 써버려서 살을 빼기가 어려운 상태로 만듭니다.

자, 그러면 우리가 중년이 되면서 점점 어려워지는 체중 감소를 좀 쉽게 할 수 있는 방법이 감잡힐 것입니다. 충분히 잠을 자고, 긍정적인 마음을 가지고, 억지로 체중을 줄이려고 스트레스 받지 않고, 충분한 단백질로 포만감을 늘리고 근육 손실을 예방하며, 열량만 가득한 엉뚱한 식품들은 섭취하지 않는 것입니다.

내가 어떤 식습관을 갖고 있는지 객관적으로 냉철히 돌아볼 수 있다면 절반 이상은 성공한 것입니다. 어떤 부분에서 쉽게 섭취 열량을 줄일 수 있을지, 또 어떻게 쉽게 소비 열량을 늘릴 수 있을 것인지 판단할 수 있으니까요.

건강에 무리 가지 않게 줄일 수 있는 체중은 매주 400g 정도입니다. 한 주는 체중을 줄였다면 그다음 주는 유지만 해도 성공입니다. 이렇게 하면 한 달에 약 1kg을 줄일 수 있습니다. 욕심만큼 빨리 줄지 않는다고 걱정하지 않아도 괜찮습니다. 한 달에 1kg만 줄여도 1년이면 12kg이니까요. 아주 작은 성공에도 자신을 많이 칭찬해 주기를 바랍니다.

이렇게 하려면 하루에 500kcal를 적게 섭취하면 가능합니다. 날마다 자신이 먹는 식사 일지를 토대로 어떻게 하면 500kcal를 줄일 수 있을지 파악할 수가 있습니다.

일단 정상 체중은 아래와 같이 간단히 계산할 수 있습니다.

표준 체중=(신장-100)×0.9

즉 160cm, 60kg의 신장과 체중을 가졌다면 정상 체중은 (160-100)×0.9= 54kg가 됩니다.

'조정 체중'이란, 처음 목표로 하는 체중을 말합니다.

조정 체중=표준 체중+(현재 체중-표준 체중)×0.25

처음 목표로 하는 조정 체중은 54kg+(60kg-54kg)×0.25=55.5kg입니다. 즉 정상 체중에 도달하려면 6kg을 빼야 하는데, 처음부터 욕심내지 말고 4분의 3 정도만 목표 달성을 하자는 뜻입니다.

이렇게 체중 목표를 설정한 다음에는 활동량에 따른 하루에 소모하는 열량을 계산할 수 있습니다. 상식적으로 하루에 활동을 얼마나

하는지에 따라서 필요한 열량이 달라지겠지요.

기초대사량=1.0kcal/kg/hrX24=24kcal/kg/day

좌식 생활=1.2kcal/kg/hrX24=28.8kcal/kg/day

보통 활동=1.3kcal/kg/hrX24=31.2kcal/kg/day

중등도 활동=1.4kcal/kg/hrX24=36.0kcal/kg/day

굉장히 복잡한 식처럼 보이지만 사실은 그렇지 않습니다. 도시에서 일상적인 생활을 하는 현대인들은 보통 좌식 생활과 보통 활동 사이를 오갈 것으로 생각됩니다. 그래서 대략 하루에 소모할 수 있는 열량을 30kcal/kg로 계산합니다. 대략 55kg이 목표 체중이라고 하면 55×30=1650kcal가 되겠네요.

체중 조절을 위해 열량 줄이는 식습관 원칙은 다음과 같습니다.

1. 단순 당을 최대한 멀리합니다. (설탕, 꿀, 또는 단순 당이 많이 들어
   가는 과자, 케이크, 과일주스, 음료수 등. 대략 과자류 100g의 칼로리는
   500kcal입니다. 제대로 된 영양 성분이 거의 없으며, 포만감을 주지도 않는

이런 음식들은 절대적으로 멀리해야 합니다.)

2. 튀긴 음식은 절대로 먹지 않습니다.

3. 포만감을 쉽게 줄 수 있는 음식을 먼저 먹습니다. 즉 '섬유질이 많이 들어 있는 야채→육류, 또는 생선 등 단백질 음식→탄수화물'의 순서로 먹습니다.

4. 물을 최소 하루 2L 이상 마십니다. 나이가 들면 갈증에 대한 반응도 둔해지게 됩니다. 따라서 중년 이후에는 더 많은 양의 수분을 섭취해야 합니다.

5. 국을 먹을 때 국물은 최소한, 건더기 위주로 먹습니다. (국물 한 공기의 칼로리는 150kcal에서 200kcal에 달합니다. 최근 유행하는 마라탕의 국물은 300kcal에서 400kcal에 육박합니다.)

위와 같은 단순한 원칙들을 지키며 열량을 줄여도, 하루에 필요한 열량은 내 몸을 건강하게 해 주는 음식들을 통해 섭취할 수 있습니다. 여기에, 식단을 구성할 때 다음과 같은 사항들을 지킵니다.

1. 단백질: 단백질의 중요성에 있어서는 앞서 한 장에 걸쳐 설명 드렸습니다. 하루에 본인 체중의 1~1.2를 곱한 만큼의 그램 수의 단백질을 섭취하도록 합니다.

2. 탄수화물: 체중을 줄이기 위해서 설탕과 탄수화물을 줄여야 하는

것은 사실입니다. 하지만 탄수화물이 소화되어 저장된 글리코겐은 우리가 활동할 수 있게 해 주는 연료입니다. 그래서 우리가 운동하고 활발히 활동할 수 있으려면 매일 적당량의 탄수화물이 꼭 필요합니다. 우리는 자면서 공복 상태를 유지하다가 아침에 일어나 활동을 하기 때문에 우리의 식사에 있어 탄수화물의 비중은 아침에, 또는 운동하기 전에 치중되는 것이 좋습니다. 최소한 날마다 130g의 탄수화물이 필요합니다. 단순 당, 당지수가 높거나 가공식품을 피하라는 원칙에 따라 현미, 귀리, 고구마, 콩이 탄수화물을 공급해 주는 식품으로 좋습니다.

3. 지방: 전체 열량의 약 30%는 지방으로 섭취하면 과다한 지방으로 인한 만성 질환 위험을 예방하면서 지방의 이득을 얻을 수 있습니다. 튀김, 지방이 많은 고기, 버터, 마가린, 크림류는 피한다는 원칙하에 건강상 이로운 불포화지방 위주로 섭취합니다.

이런 식사 방식이 처음에는 굉장히 낯설고 힘들지 모릅니다. 하지만 단 하루만 시도해 보아도 몸이 가벼워지고 건강해졌다는 것, 그리고 칼로리가 낮으면서도 포만감이 있는 식단을 구성할 수 있다는 것을 느끼게 될 것입니다.

날마다 이런 식단을 구성하는 게 너무 힘들다면 일주일에 단 며칠만이라도 시도해 보도록 합니다. 점점 이전에 무심코 먹었던 간식·군것질류 그리고 탄수화물이 가득한 식사가 무겁고, 심지어 불쾌하게 느껴지기까지 합니다. 그러면서 서서히 더욱 건강하고 살이 찌지 않으면서 내 몸이 행복한 식사를 날마다 할 수 있게 됩니다.

가끔 지인과의 약속이나 가족 외식이 있을 때 아무래도 이런 원칙이 깨지게 되는 것은 사실입니다. 가능한 한 집 밖에서 식사할 때도 반드시 야채와 단백질 위주로 먹도록 하되, 칼로리가 평소보다 좀 초과되는 것에 너무 죄책감을 갖지 않도록 합니다. 다음 날부터 다시 건강한 식단으로 돌아가면 됩니다.

❀ 비만 주사

몇 년 전부터 화제가 된 '삭센다'에 이어 새로운 비만 주사들이 출시를 앞두고 있습니다. 비만 주사가 어떤 원리로 살을 빼는지, 그리고 주의 사항들에 대해 알아볼 것입니다.

모든 비만 주사는 GLP-1 유사체입니다. GLP-1은 우리가 음식을 먹으면 분비되는 호르몬의 종류입니다. GLP-1은 췌장에서 인슐린 분비를 증가시켜 혈당을 낮추고, 위장관의 운동을 느리게 해서 포도당 흡수를 낮추는 기능을 하고 있습니다. GLP-1이 비만 치료제에 응용되는 이유는 이 호르몬이 음식을 먹었을 때 포만감을 주는 역할을 하기 때문입니다. 삭센다와 위고비, 마운자로 같은 비만 주사제는 GLP-1과 아주 비슷한 구조를 가지고 있기 때문에 식욕을 억제하는 기전을 가지게 됩니다.

삭센다를 최대 용량인 3mg 투여 시 5개월 동안에는 체중의 약 5%

가까이, 약 1년여에 걸쳐서는 9%까지 감소한다고 합니다. 삭센다는 펜처럼 생긴 주사기이고, 한 번 주사할 때 0.6mg~3mg까지 증량 가능합니다. 흔한 부작용으로는 두통, 오심, 구토, 설사, 변비 등이 있습니다. 펜 한 개당 가격은 10만 원 정도이고, 한 달에 2개~3개 정도가 필요합니다.

최근에 일론 머스크가 트위터에 14kg을 뺀 비결은 '위고비'라고 해서 화제가 되었습니다. 위고비 역시 GLP-1 유사 물질입니다. 위고비가 삭센다에 비해서 크게 달라진 점은 날마다 주사해야 하는 것이 아니라 0.25~2.4mg을 일주일에 한 번 주사한다는 점입니다. 게다가 위고비는 평균 자기 체중의 12%를 뺄 수 있다는 연구 결과가 나왔습니다. 날마다 주사해야 하지 않아도 되는 점은 참 편리하지만 가격이 상당히 비쌉니다.

여기에 더불어 '마운자로'라고 하는 비만 주사 치료제는 위고비보다도 높은 효과를 자랑합니다. 아직 한국 식약청의 허가를 받지는 않았습니다만, 위고비보다도 높은 가격으로 판매될 것으로 생각됩니다.

이런 주사제들은 운동과 식이 요법만 진행한 것보다 높은 효과를 보인다는 장점이 있습니다. 하지만 오심·구토·두통 등이 문제가 될 수 있고, 높은 가격도 장기간 사용에는 걸림돌이 될 수 있다고 보입니다. 또한 주사제를 장기 사용 시 췌장염 등의 심각한 부작용도 가능하다고 해서 주사를 맞는 동안에는 주의 깊은 추적 관찰이 필요합니다. 그리고 반드시 식이 요법과 운동을 병행해야 효과를 최대로 볼 수 있습니다. 삭센다를 맞은 분들 중에서도 요요가 오는 경우가 상당히 있습니다. 식욕을 주사로 억제하고 있다가 끊으면 식욕이 돌아오면서 쉽게 폭식을 하게 되거든요. 비만 주사를 맹신하고 비만 주사가 주는 식욕 억제 효과에만 의지하면 요요가 더 쉽게 올 수 있습니다.

비만 주사는 나의 생활 습관을 도와 주는 보조적인 수단입니다. 비만 주사를 맞는 동안에 나의 식단을 보다 건강하게 변화시키고, 운동하는 노력을 꾸준히 해야 주사를 끊었을 때의 요요를 막을 수 있습니다.

그래도 식욕이 올라온다면?
충동적인 식욕 조절 방법

단백질 함량을 늘리고 충분한 식이 섬유를 포함하는 영양가 있는 식사는 포만감을 늘려 줍니다. 하지만 그럼에도 밑도 끝도 없이 식욕이 올라올 때는 어떻게 하시나요?

배가 정말 고파서 배를 채우기 위한 식사를 하기도 하지만, 우리는 때때로 충동적인 식욕을 억제하지 못합니다. 우울할 때, 마음이 허전할 때, 속상하고 스트레스를 받는 일이 있을 때, 또는 한밤중에 보는 TV나 유튜브 먹방에서 맛있게 짜장면을 먹고 있는 것을 볼 때 우리는 걷잡을 수 없이 식욕을 느끼고 그 유혹에 넘어간 다음 나중에 후회하는 경험들을 합니다. 이런 문제들은 결국은 감정 조절 문제, 절제력의 약화, 습관, 또는 정말 배가 고픈 것인지를 감별하는 능력 부족 같은 것들과 관련이 되어 체중 감량을 실패로 이끄는 큰 원인 중 하나가 됩니다.

건강하고 영양가 있는 식단을 유지하려고 애썼는데 한순간의 유혹에 무너지는 상황들이 거듭되면 우리는 결국 좌절하고 맙니다. 과학자들은 이런 경우 '마음 챙김' 훈련이 효과가 있다고 말합니다. 호흡과 명상, 그리고 배움을 통해 진짜 식욕과 가짜 식욕을 구별하는 능력이 길러지고, 스트레스가 감소하며, 부정적인 감정에 충동적으로 반응하는 경향이 줄어듭니다. 내가 부정적인 감정에 대해 어떻게 반응하는 습관이 있는지 알아채 나의 스트레스 사이클을 파악하고, 나의 감정들을 비판 없이 돌봐 주는 것에 대한 배움을 통해 우리는 감정적으로 먹는 습관에 대한 절제력을 조금씩 더 가질 수 있게 됩니다.

호흡과 명상은 깊은 연관이 있지만, 꼭 일치할 필요는 없습니다. 처음에는 누구나 따라 할 수 있는 쉬운 방법으로 호흡하면 됩니다. 처음부터 욕심내지 말고 단 1분으로 시작하세요.

호흡은 배꼽 위에 손을 얹고 들이마실 때는 배꼽이 풍선처럼 부풀어 오르는 것을 느끼고, 내쉴 때는 부푼 배가 가라앉으며 마치 배꼽이 척추에 달라붙는 것처럼 들이마신 공기를 다시 밀어내는 것을 느낄 수 있으면 잘하고 있는 것입니다. 천천히 1부터 4까지 세면서 들이마시고 잠시 멈출 수 있다면, 1부터 4까지 세면서 그 상태를 유지하다가 다시 1부터 4까지 세면서 천천히 내쉽니다. 이렇게 하루에 몇 번만 반복해도 효과가 있습니다만, 처음에는 본인이 할 수 있는 만큼 하다가 조금씩 늘려가면 됩니다. 호흡법도 여러 가지가 있는데, 이런 복식호흡 방식은 교감신경의 활성을 낮추고 부교감 신경을 작동시켜 스트레스를 낮춰 우리가 안정을 찾을 수 있도록 도와줍니다.

호흡만 해도 우리의 긴장감이 완화되어 감정적인 충동에 의한 식욕을 억제할 수 있도록 도와주지만, 여기에 명상을 더하면 더욱 효과적입니다. 초보자도 얼마든지 아주 짧은 시간부터 명상을 시작할 수 있습니다.

명상은 우선 편안한 옷을 입고 편안한 상태에서 앉습니다. 꼭 양반다리로 앉을 필요는 없으며, 반드시 핸드폰이나 전자기기는 꺼 주세요. 중요한 것은, 느슨하게 어딘가에 기대는 것보다 척추는 곧바로 세우는 것이 집중에 좋습니다. 손은 보통 무릎에 편안히 얹는데, 편안하게 늘어뜨려도 괜찮아요. 그리고 위에서 말한 호흡을 시작하고 호흡에 집중합니다. 처음에는 30초도 힘들지 모릅니다. 하지만 괜찮습니다. 스스로에게 자꾸 딴생각이 나고 집중이 안 되어도 괜찮다고 말해 주세요. 갑자기 절제할 수 없는 식욕이 느껴질 때, 또는 하루하루를 더욱 의미 있게 보내기 위한 일과 중 하나로서 명상은 도움이 됩니다. 명상을 하는 순간 우리 자신을 충동으로부터 약간 거리를 둘 수 있게 되거든요. 억지로 충동을 억누르거나 무시하는 것이 아니라 충동이 일어나는 순간 자신의 감정을 바라보면서 내가 충동에 따라 즉시 반응하지 않을 때 어떻게 되는지 관찰하게 해 주지요. 또 충동 자체를 인식하는 것 자체가 도움이 됩니다. 사실 스스로 배고픔과 관련이 전혀 없는 충동이라는 것 자체를 인식하지 못하고 우리는 음식에 입을 대어버리는 경우가 빈번합니다. 잡념이 생기면 잡념을 억누를 필요는 없지만, 꼬리에 꼬리를 무는 다른 생각들로 연결할 필요도 없습니다. 다만 그 잡념이 생기는 것을 인식하고, 바라보고 내어 보냅니다.

식욕을 억제하는 데 명상까지 필요하냐고 반문하실 수도 있겠지만 식욕을 조절하는 것은 생각보다 굉장히 어려운 일입니다. 『도파민 네이션』의 저자 애나 렘키 박사에 따르면 우리는 조상 때부터 고통을 최대한 회피하려는 습성이 있다고 합니다. 뇌 안에서는 쾌락을 다루는 부위와 고통을 처리하는 부위가 거의 동일한 위치에 있으면서 마치 시소 양쪽에 있는 것처럼 작용하면서 계속 수평과 균형을 이루려고 하는 습성이 있습니다. 우리에게 쾌락을 주는 것들을 하면 도파민 분비가 왕성해지면서 쾌락 쪽으로 시소가 기울겠지요. 그 순간 우리 뇌는 도파민 분비를 줄여서 다시 시소의 균형을 유지하려고 하게 됩니다. 고통 쪽으로 시소가 다시 기우는 것이지요. 즐거운 주말이 끝났을 때, 재미있는 활동이 중단되었을 때 우리는 그런 경험을 하게 됩니다. 시간이 지나면 고통 쪽으로 기울어진 시소가 다시 수평으로 올라오면서 기울기가 맞추어지지만, 대부분 사람은 이 상태를 견디지 못하지요.

고대에는 이것이 우리가 살기 위한 아주 효율적인 방법이었습니다. 사람들에게 물 한 모금 마시기 위해서, 열매를 몇 개 따기 위해서 끊임없이 열심히 찾아다니고 일을 하게 만들었거든요. 하지만 지금은 자극의 과잉 시대입니다. 넷플릭스, 핸드폰, 맛있는 음식들, 술, 담배, 시시각각으로 오르내리는 주식시장 등등이 우리를 흥분시키고 도파민을 과다 분비시킵니다. 그리하여 이를 억제하기 위한 필연적인 고통, 불안, 짜증 등의 감정도 점점 더 오래가는 동시에 우리는 그런 불안감, 우울감을 억제하기 위해 다시 평소에 탐닉하는 것들을 찾는 악순환을 반복하게 되는 것입니다. 이것은 사실 일종의 중독에 빠진 상태로, 내 건강이 해치거나 다른 사람에게 해를 입히지는 않지만 궁극적으로 뇌를 망가지게 하는 길입니다.

사실 시간이 지나면 흥분 후에 따라오는 실망, 허무감, 불안감 등은 옅어지게 됩니다. 즉각적으로 충동에 반응하지 않고 명상을 하면 마음이 다시 차분해지면서 '아, 내가 정말로 배가 고픈 것이 아니었구나', '지금 당장 먹고 싶은 감정은 진짜가 아니구나' 같은 것을 바라볼 수 있게 됩니다.

하루에 한 가지!
건강 다이어트 레시피

– 한국요리연구가 이미자

앞에서 설명한 바와 같이 이제 다이어트는 어떻게 식단을 구성해서 먹느냐가 중요합니다. 따라서 소개해 드리는 레시피는 단백질이 충분히 보충되는 동시에 포만감을 주는 음식들로 구성하고자 하였습니다.

탄수화물의 공급원으로는 혈당을 빨리 올리는 흰밥 대신 현미, 병아리콩, 퀴노아, 렌틸콩, 쿠스쿠스, 오트밀과 곤약밥, 콜리플라워밥 등으로 칼로리가 낮은 친숙한 한식 식단 위주의 요리들을 소개해 드립니다. 또한 바쁜 한국인들을 위해 부엌에 있는 시간을 줄이고, 빠른 시간에 비교적 간단하면서도 맛있게 만들어 먹을 수 있는 음식들로 준비했습니다. 칼로리는 적고 영양은 풍부한 맛있는 요리를 먹으면서 체중을 줄이는 기쁨을 드리고자 합니다.

레시피에 표기된 분량은 2인분 기준입니다. 그리고 죽과 수프, 국수(간편식), 샐러드, 두부, 육류(소고기, 돼지고기, 닭고기, 생선)와 채소 나물류로 분류하였습니다.

모든 메뉴의 칼로리는 1인분당 400kcal는 넘지 않도록 구성하였습니다. 따라서 하루에 두 끼 정도는 여기에 소개된 레시피 또는 응용된 레시피로 식단을 구성하고, 나머지 한 끼는 단백질 하루 총 함량을 1kg당 1.0~1.2g에 맞춰 단백질 종류를 추가, 여러 가지 야채를 푸짐하게 담아 먹는 방식이 이상적입니다. 레시피의 식재료가 없더라도 걱정할 필요 없습니다. 집에 있는 다른 종류의 단백질, 또는 야채, 곡물로 얼마든지 대체 가능합니다.

　한 컵의 분량은 최근 쌀통이나 밥통을 살 때 함께 나오는 컵(150cc) 분량입니다. 계량의 1T는 1테이블 스푼(큰술), 1t는 1티스푼(작은술)을 말합니다. 기름은 최소한으로 올리브유 또는 아보카도유를 사용합니다. 불을 너무 세게 하지 않으면 야채 자체에서 수분이 나와서 익히는 데 무리가 없습니다.

　소개해 드리는 식재료와 방법들을 활용하여 자신만의 레시피로 마음껏 응용하고 즐기시기를 바랍니다.

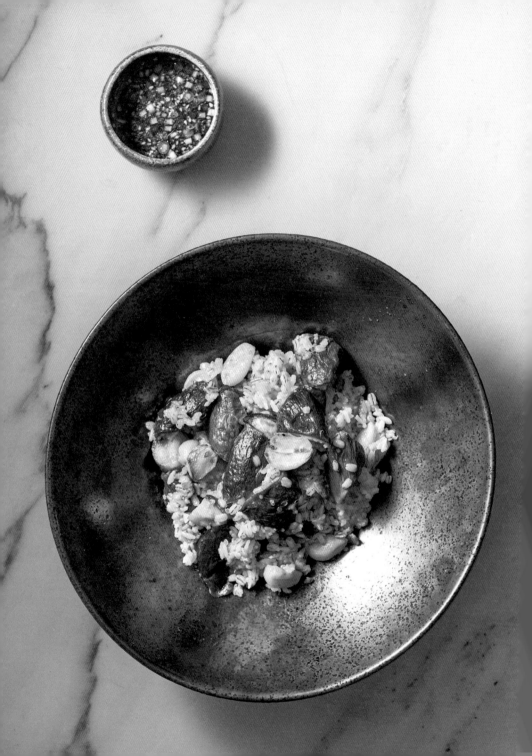

1 가지통마늘밥

재료

잡곡(현미, 퀴노아, 보리를 1/3씩 섞어 1컵), 가지 중 1개, 통마늘 1컵, 다진 돼지고기 50g(간장, 후추, 생강즙에 재워 둔다.), 양념장(간장 1T, 참기름 1T, 매실청 1T, 다진 파 1T, 다진 마늘 1T, 부추 약간)

만드는 법

1. 가지는 어슷어슷 썰어 소금에 살짝 절인 후 두 손으로 눌러 물기를 짜낸다.
2. 통마늘은 기름을 소량만 넣어 볶아 두고, 재운 돼지고기를 기름은 거의 두르지 않고 볶아 둔다.
3. 불려 놓은 잡곡에 가지, 통마늘, 돼지고기를 넣어 고슬고슬한 밥을 짓는다.
4. 양념장에 부추를 잘게 썰어 섞어 곁들여 낸다.

* 퀴노아, 렌틸콩, 현미, 쿠스쿠스는 요리하기 전날 씻어 물에 담가 놨다가 씁니다. 보리 역시 불려서 삶으면 부드러워 식감이 좋아집니다.

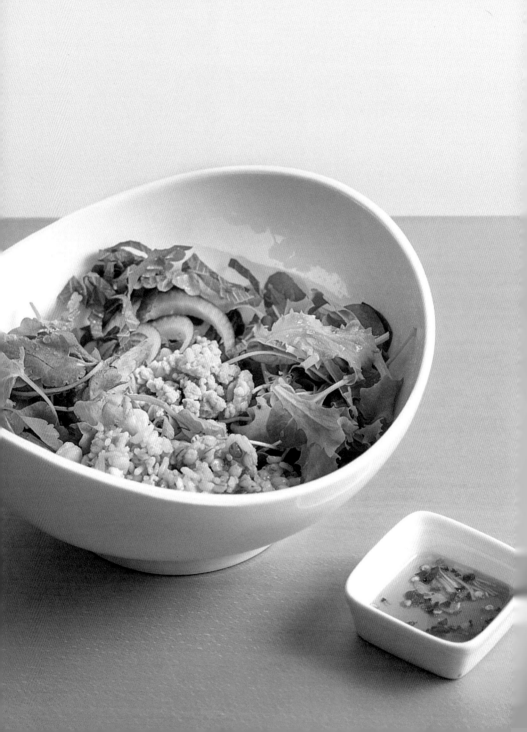

2 닭고기보리비빔밥

재료

보리쌀 1컵(전날 미리 불려 놓았다가 삶아 식혀 두었다 쓰면 편리하다.),
양배추·어린 새싹·깻잎·자색 양파 등 냉장고에 있는 여러 야채, 닭가슴살
50g(다져서 소금, 후추, 아보카도오일에 재워 둔다.), 비빔장(액젓 1T, 고춧
가루 0.5T, 매실청 0.5T, 다진 마늘 0.5T, 참기름 1T)

만드는 법

1. 양배추와 깻잎, 자색 양파는 가늘게 채 처 놓고, 어린 새싹은 씻어서 채반
   에 받쳐 둔다.
2. 재워 둔 닭고기를 볶는다.
3. 삶은 보리쌀 한 컵을 넣고 밥을 짓는다.
4. 밥 위에 준비한 채소와 살짝 볶은 닭고기를 얹고 양념장과 함께 낸다.

* 오메가3가 풍부한 들깻가루와 견과류를 밥에 뿌려 먹으면 더욱 고소합니다.

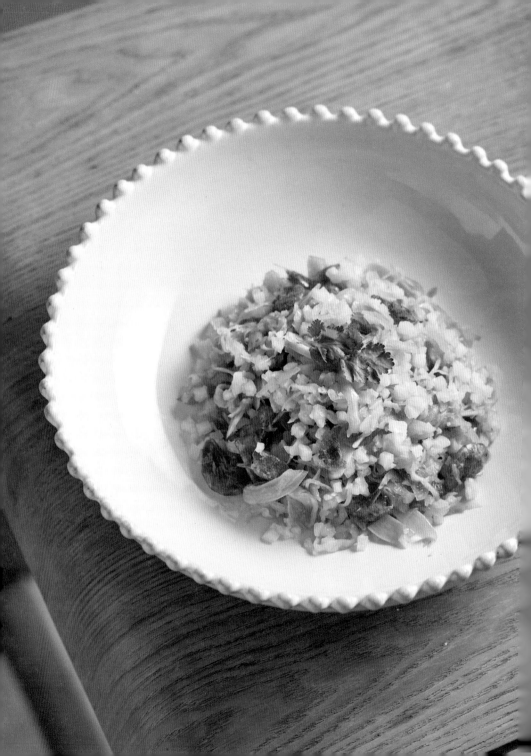

3 건새우곤약볶음밥

재료

곤약밥 200g, 채 친 양배추(물기를 제거하여 2컵 준비), 건새우 1컵(머리와 꼬리를 떼거나 체어 걸러 손질한다.), 굴소스 1t

만드는 법

1. 팬에 기름을 약간만 두르고 양배추를 볶아 수분을 날린다.
2. 건새우는 기름 없이 살짝 고소한 향이 올라올 정도로 볶는다.
3. 1에 곤약밥과 볶은 새우를 넣고 굴소스로 간하여 살짝 볶아 따뜻하게 차려 낸다.

* 건새우는 지방이 없고 단백질과 칼슘이 풍부합니다. 양배추는 다이어트 중에 쉽게 생길 수 있는 변비를 개선합니다.

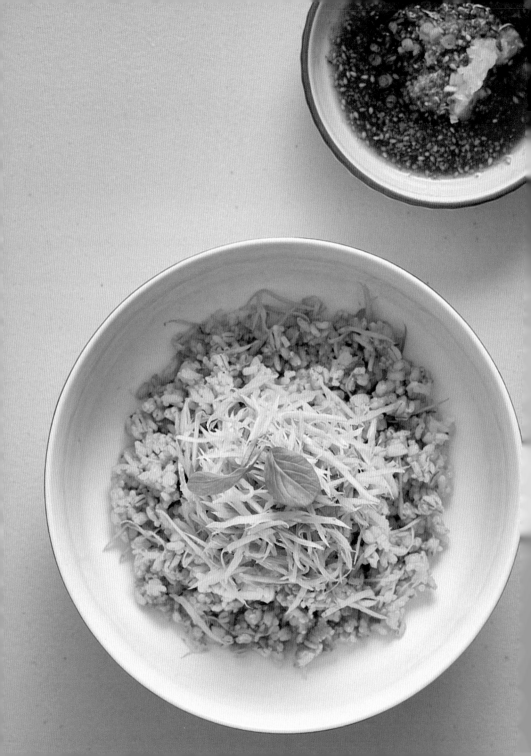

4 강황우엉밥

재료

우엉 500g(껍질을 필러로 벗기고 채 썰거나 어슷 썬다.), 강황 가루 2T, 채 썬 소고기 또는 소고기 다짐육 50g(간장 1T, 후추 1T, 참기름 1t에 조물조물 양념한다.), 잡곡(보리, 현미, 퀴노아를 섞어) 1컵, 양념장(간장 1t, 다진 파 1t, 다진 마늘 1t, 들기름 1t, 깨소금 약간)

만드는 법

1. 다진 소고기를 양념에 살짝 볶는다.
2. 밥솥에 쌀과 강황 가루를 넣어 밥물을 잡고, 그 위에 소고기와 채 친 우엉을 넉넉히 넣어 밥을 짓는다.
3. 완성되면 양념장을 곁들여 낸다.

* 우엉은 각종 미네랄이 풍부하고 섬유소가 많이 들어 있어 피부 건강과 노화 방지에 좋습니다.

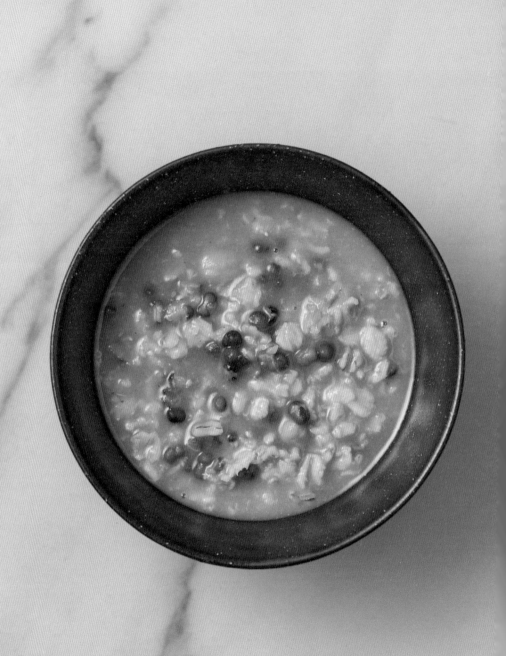

5 오트밀녹두죽

재료
녹두 1/2컵, 압착 오트밀 믹서기에 간 것 1컵, 소금 약간

만드는 법
1. 녹두를 씻어 끓는 물에 데쳐 낸 뒤, 처음 물을 버리고 다시 물 5컵을 넣어 40분 정도 끓인다(전기밥솥 죽 모드를 사용해도 된다.).
2. 녹두 알갱이는 약간만 남겨 두고, 나머지는 다 믹서기에 갈아 오트밀을 넣고 마저 부드러워질 때까지 끓여 준다.
3. 씹는 맛을 위해서 남겨 둔 녹두 알갱이를 섞어서 낸다.

* 녹두는 우수한 단백질이 풍부하고 식이 섬유가 많은 건강식품입니다. 예부터 해독 작용 효과가 있다고 알려져 있고, 또 소화가 잘되어 회복기 환자와 어르신들의 식재료로 사용하기 좋습니다.

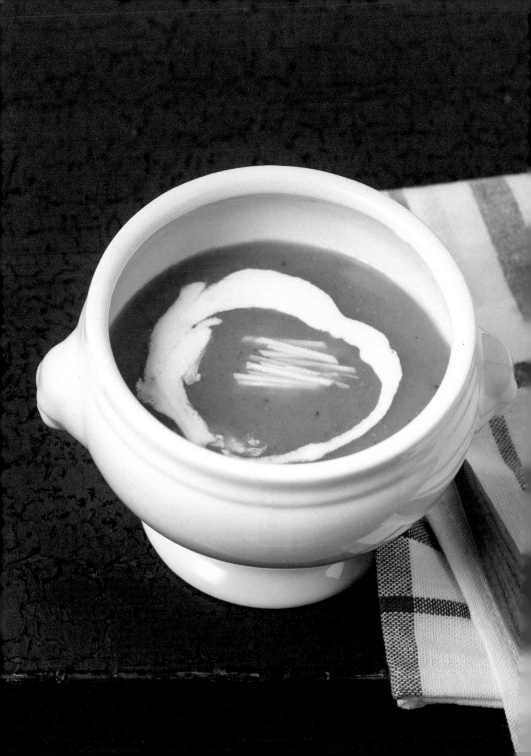

6 밤가지수프

재료

깐 밤 150g(1컵), 가지 중 1/2개, 양파 중 1/2개 다진 것, 우유 1컵, 생크림 1/2
컵, 치킨스톡 1/2개

만드는 법

1. 가지는 어슷 썰어 기름을 약간 두른 팬 위에 노릇하게 볶아 키친타월 위
   에 두어 기름기를 제거한다.
2. 팬에 오일을 두르고 다진 양파를 투명할 때까지 볶은 후 여기에 깐 밤을
   넣어 볶는다.
3, 2에 볶은 가지와 물 2컵, 치킨스톡 1/2개를 넣고 30분 정도 끓인 뒤 우유
   와 생크림을 넣어 한소끔 끓인 뒤 식혀 믹서기에 간다.

* 밤은 탄수화물 함량이 40% 정도로 주를 이루지만 그 외에 칼슘과 단백질, 비타민 B, 비타민
  C, 식이 섬유 등이 함유되어 영양이 풍부하고 포만감을 줍니다. 어린이 이유식으로도 많이 사
  용되는 식품입니다.

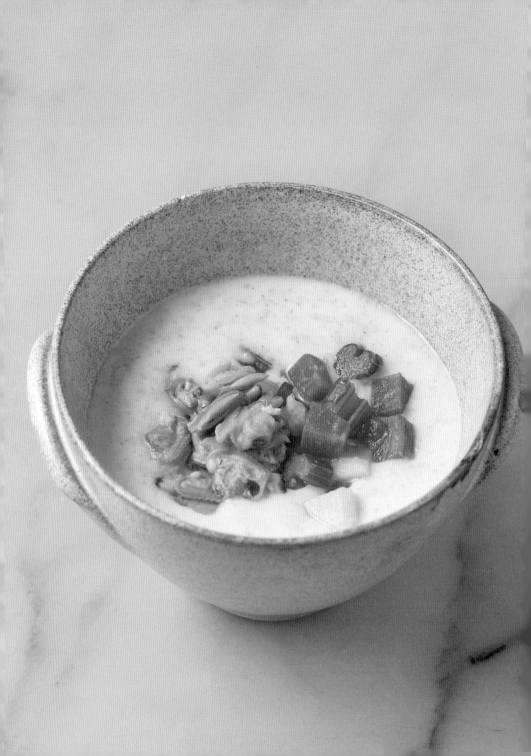

7 오트밀클램차우더수프

재료

큰 대합조개 1개, 감자 중 1개, 양파 1/2개, 당근 중 1/5개, 오트밀(믹서기에 갈아서 준비), 아보카도오일 2T, 우유 1/2컵, 생크림 1T, 치킨스톡 1/2개

만드는 법

1. 큰 대합조개는 칼로 벌려 내장은 버리고 속살만 따로 떼어 낸다.
2. 물 2와 1/2 컵에 조갯살을 잠시 삶는다.
3. 조갯살을 따로 꺼내 잘게 썬다.
4. 감자, 당근, 양파를 잘게 썬다.
5. 오트밀 간 것을 조개 육수 반 컵에 불린다.
6. 아보카도오일을 살짝 두르고 감자, 당근, 양파를 볶다가 조갯살과 나머지 육수, 치킨스톡을 넣고 끓여 준다. 감자가 익으면 5와 우유 생크림을 넣어서 마무리한다.

* 버터에 밀가루를 볶지 않고 오트밀을 갈아 사용했습니다. 오트밀은 식이 섬유가 풍부하고 다른 곡류에 비해서 항산화 성분과 단백질이 풍부하게 들어 있습니다.

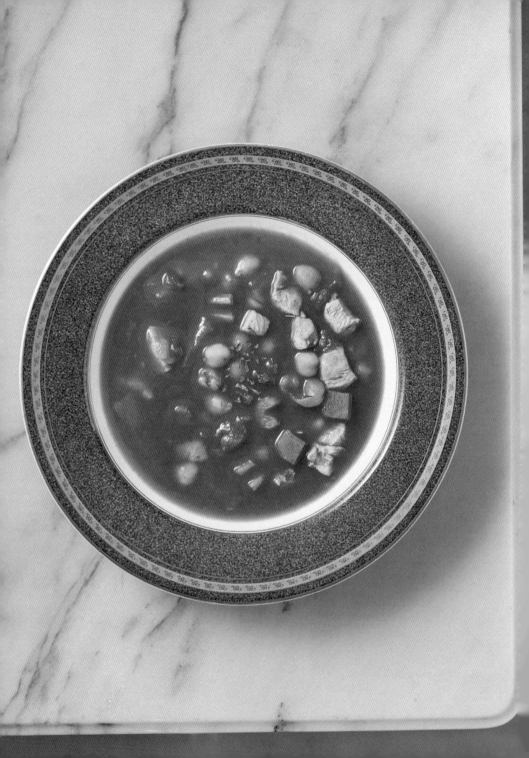

8 닭고기병아리콩야채수프

재료

닭가슴살 100g, 토마토 1개, 감자 중 1개, 당근 중 1/3개, 양파 중 1/2개, 셀러리 줄기 1/2대, 마늘 2쪽, 삶은 병아리콩 1컵(전날 물에 담가 불린 다음 냄비에 5컵의 물을 넣고 30분 정도 끓여 쓰거나 병아리콩 통조림을 사용해도 무방합니다.), 칠리소스(핫소스) 1/2t, 치킨스톡 1개

만드는 법

1. 토마토는 끓는 물에 담갔다 꺼내 껍질을 벗긴다.
2. 닭고기, 감자, 당근, 양파, 셀러리를 모두 1cm의 큐브 모양으로 썬다. 마늘은 납작하게 썰어서 준비한다.
3. 팬에 기름을 약간 두르고 양파와 마늘을 넣고 볶다가 좋은 향이 올라오면 병아리콩, 닭고기, 감자, 당근, 셀러리도 마저 볶는다.
4. 3에 병아리콩 삶은 물, 토마토와 치킨스톡을 넣어서 뭉근히 끓여 준다.
5. 따뜻할 때 칠리소스나 핫소스를 넣어 먹는다.

* 병아리콩은 5대 슈퍼푸드이자 단백질, 무기질, 비타민이 풍부한 건강식품입니다. 병아리콩 끓이고 남은 콩국물은 1컵 정도 넘겨 두었다가 건강한 야채소스를 만들 수 있습니다. 콩국물 1/2컵, 아보카도오일 1/2컵, 레몬즙 1T, 머스타드 1T, 소금 한 꼬집을 믹서기에 갈아 각종 요리에 응용합니다.

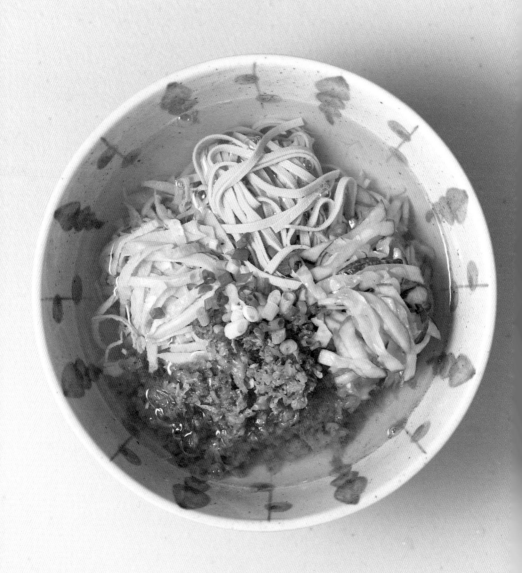

9 두부면잔치국수

재료

콩담백면 또는 두부면, 애호박 1/2개, 멸치 50g(담백한 맛이 나는 디포리를 쓰면 좋다.), 다시마 2장, 파 1대, 김치, 계란 1개, 양념장(간장 1T, 마늘 1T, 고춧가루 0.5T, 참기름 1T, 청·홍고추 다짐 1T)

만드는 법

1. 물 5컵의 끓는 물에 멸치와 다시마, 파를 넣고 10분 정도 끓인 후 다시마만 건져 내고 20분 정도 약한 불에 더 끓인다.
2. 애호박은 채를 썰어 소금을 조금 뿌려 두었다가 손으로 누르듯 물기를 짜서 살짝 볶아 둔다.
3. 김치는 잘게 썰어 짜서 참기름에 살짝 버무린다.
4. 계란을 풀어 지단으로 부친다.
5. 준비한 콩담백면 또는 두부면을 뜨거운 육수에 넣었다 건져 그릇에 담고, 애호박·김치·지단을 얹어 멸치 육수를 부어 낸다. 양념장을 곁들인다.

* 최근에는 가까운 마트에서도 단백질은 풍부하고 탄수화물은 적은 콩담백면이나 두부면을 쉽게 구입할 수 있어서 건강식 요리가 쉬워졌습니다.

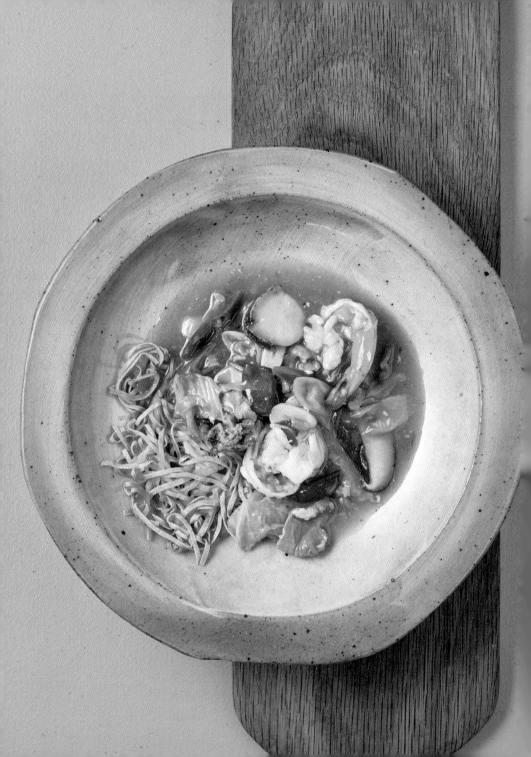

10 팔진초면

재료

두부면이나 콩담백면, 오징어 1마리, 새우 중 3마리, 전복 중 1개, 관자 2개, 돼지고기 50g(집에 있는 여러 가지 해물을 써도 좋다.), 양파 중 1/2개, 청경채, 청·홍고추, 생표고버섯 2개, 마늘 2쪽, 배추 1장, 녹말 2T, 굴소스 1T, 치킨스톡 조금

만드는 법

1. 재료 손질
   - 오징어는 손질하여 껍질 벗겨 비스듬히 칼집을 넣어 준다.
   - 새우는 껍질 벗겨 길이로 등 쪽을 잘라 내장을 꺼낸다.
   - 전복은 껍데기와 분리하여 내장을 제거한다.
   - 관자는 얇게 2장으로 잘라 칼집을 넣는다.
   - 돼지고기는 얇게 저며(또는 다진 돼지고기에) 간장, 후추, 생강즙을 넣고 재운다.
   - 양파와 배추는 채 썰고, 청·홍고추는 어슷 썬다.
   - 생표고버섯은 얇게 썰고, 마늘은 편으로 썬다.
   - 청경채는 살짝 데친다.
2. 면은 물기를 빼고 팬에 노르스름하게 눌리듯 볶아 둔다.
3. 움푹한 팬에 기름을 약간 두르고 마늘 편과 양파를 볶다가 돼지고기를 넣고 배추와 표고버섯, 고추, 오징어, 새우, 관자, 전복을 볶는다.
4. 3에 굴소스와 치킨스톡을 넣으며 센 불에 재빨리 뜨거운 물 또는 멸치 육수를 붓는다.
5. 물에 개어 둔 녹말로 걸쭉하게 해 참기름으로 마무리하고, 데친 청경채와 함께 국수에 끼얹어 낸다.

* 자칫 재료가 많아 보일 수 있는데, 냉동실이나 냉장실에 저장된 여러 가지 해물들을 씁니다. 한꺼번에 손질해 놓고 냉동실에 보관, 한 달 안에 두세 번에 걸쳐 소진하는 것도 가능합니다.

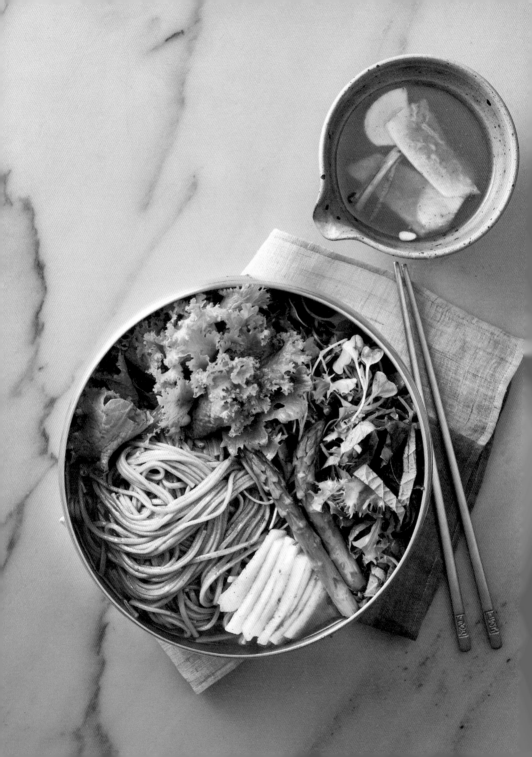

11 야채메밀막국수

재료

메밀면 2인분(약 200g), 상추·치커리(10장 정도), 깻잎 5장, 오이 1/3개, 배 1/4쪽, 양파 1/2개, 어린 새싹 작은 것 1팩, 아스파라거스 2개, 고춧가루 2T, 물 1/2컵, 홍고추, 양념장(간장 2T, 매실청 2T, 고추장 1T, 배즙 3T, 사과즙 3T, 고춧물 1/2컵)

만드는 법

1. 상추, 치커리, 깻잎, 오이, 양파, 배는 모두 채 썬다. 야채를 보다 넉넉히 준비해도 좋다.
2. 고춧가루는 물에 불려 고운 체에 걸러 고춧물을 만든다.
3. 2에 양념장 재료를 넣고 양념장을 만든다.
4. 메밀면을 삶아 찬물에 헹구어 준 후 물기를 짜낸다. 그릇에 메밀면을 담고 야채를 보기 좋게 담은 후 총총 썬 홍고추와 양념장을 뿌려 낸다.

* 100% 메밀면을 쓰면 칼로리가 더 낮아집니다. 다른 곡류에서 부족한 아미노산인 라이신이 보다 더 많이 함유되어 있습니다.

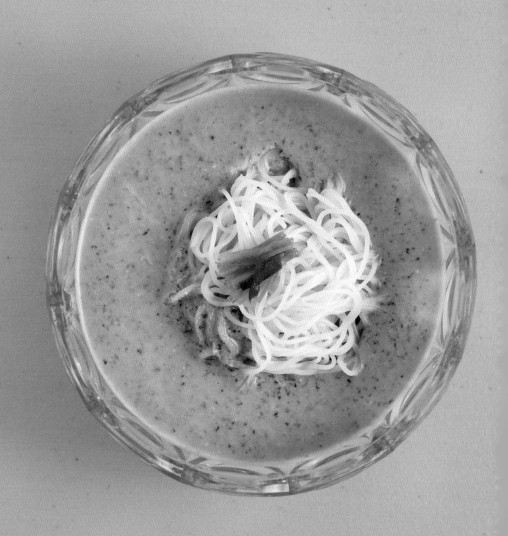

12 서리태콩쌀국수

재료

서리태 1컵(전날 불려 둔다.), 볶은 캐슈너트 1/2컵, 잣 3T, 오이 1개, 쌀국수 1인분, 소금 1t 정도

만드는 법

1. 전날 불려 둔 서리태를 삶는다(너무 삶으면 맛이 탁해지므로 끓으면 바로 불을 끄고 뚜껑을 덮은 채로 식게 둔다.).
2. 1에 캐슈너트와 잣을 넣고 곱게 갈아 채반에 걸러 콩물 7컵을 만든 다음 간을 잘 맞춘다.
3. 오이 1개를 껍질 벗겨 길게 채 썬다.
4. 찬물에 30분가량 불린 쌀국수를 3분가량 삶아 건진다.
5. 넉넉한 볼에 쌀국수와 채 썬 오이를 담은 뒤 콩물 2를 부어 준다.

* 서리태는 단백질 함량이 40% 정도로, 다른 콩보다도 단백질 함량이 풍부하고 신진대사에 꼭 필요한 비타민 B2가 많이 들어 있는 영양 식품입니다.

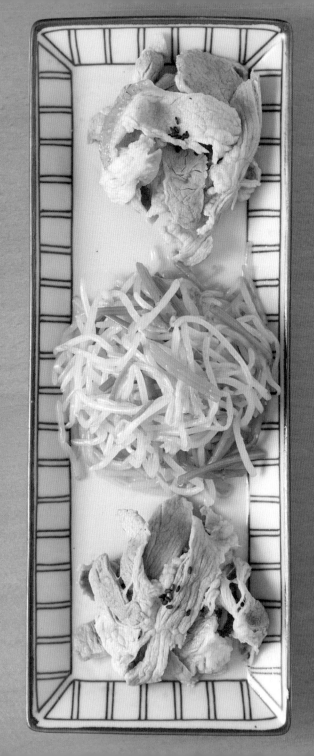

13 숙주미나리나물과 돼지고기편육

재료

돼지고기 살코기(좀 얇은 것이 좋다.) 150g, 숙주 500g, 미나리 1단, 생강즙 1T, 소금, 후추, 양념장(소금 조금, 간장 1T, 겨자 1T, 다진 마늘 1T, 다진 파 1T, 매실청 1T)

만드는 법

1. 돼지고기 살코기는 생강즙, 소금, 후추에 재웠다가 끓는 물에 1장씩 넣어 익혀 건져 준다.
2. 숙주는 꼬리 부분을 떼어 데치고, 미나리도 잎 부분은 떼고 모두 3cm 정도 크기로 썬다.
3. 숙주와 미나리를 누르듯 물기를 짜서 양념장을 만들어 무친다.
4. 접시에 익힌 고기와 무친 숙주미나리나물을 곁들여 놓는다.

* 돼지고기는 부위에 따라 지방 함량과 칼로리 차이가 많습니다. 따라서 가능하면 기름기가 적은 부위를 사용하는 것이 좋습니다.

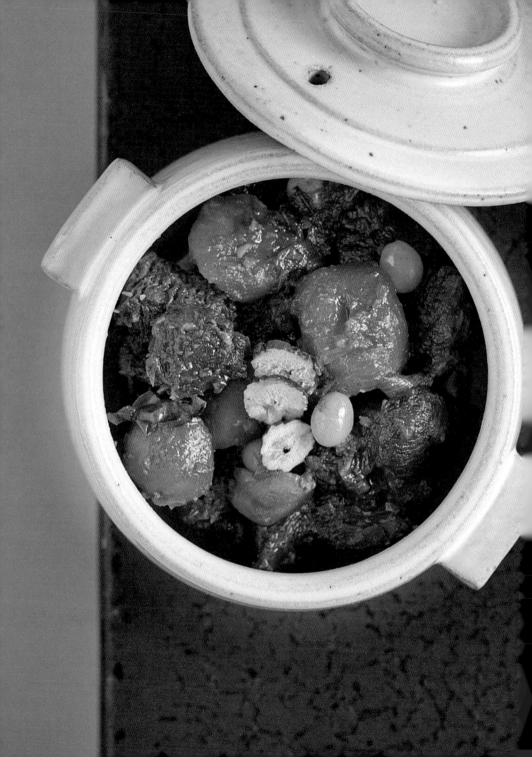

14 담백사태찜

재료

소고기 사태 500g, 무 1/3개, 당근 1/2개, 양파 중 1개, 깐 은행 5알, 씨 뺀 대추 3개, 양념(간장 5T, 다진 마늘 2T, 다진 파 2T, 참기름 2T, 올리고당 3T, 후추·생강즙 1t, 배즙 5T, 물 1/2컵)

만드는 법

1. 사태는 잠시 물에 담가 핏물을 제거한 후 끓는 물에 데쳐 넉넉한 크기(약 5cm)로 잘라 양념 재료에 재워 한 시간 정도 둔다.
2. 당근과 무는 고기와 비슷한 크기로 썰고, 양파는 1/4로 잘라 준비한다.
3. 양념한 사태를 압력솥에 30분 익힌다.
4. 준비한 채소와 대추, 은행을 넣어 저은 후 압력이 없는 상태로 뚜껑 덮어 20분간 익혀 양념이 어우러지게 한다.
5. 다 익으면 잣을 올린다 .

* 사태는 기름기가 없고 담백한 소고기 부위입니다. 게다가 찌는 방식의 조리법은 불필요한 칼로리 섭취를 더욱 줄여 줍니다.

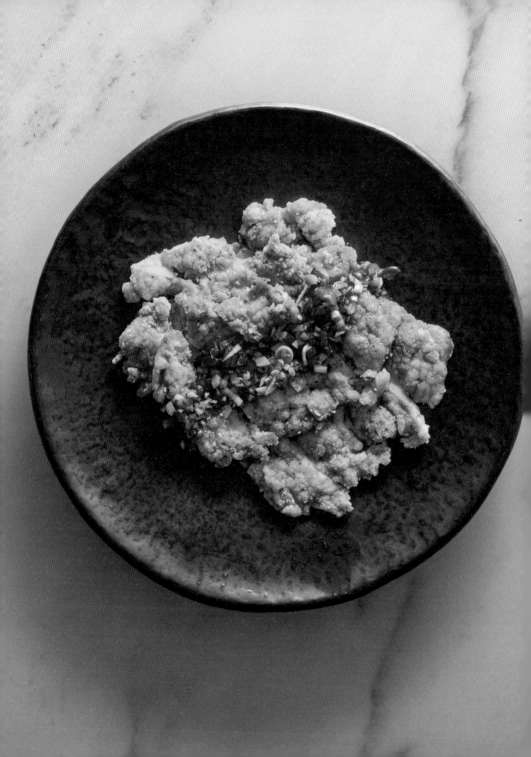

15 마늘소스닭고기구이

재료

닭고기 다리 살 300g, 청주 1T, 간장 1T, 생강즙 1t, 후추 약간(닭고기 재는 용), 소스(간장 3T, 청주 2T, 올리브유 1T, 올리고당 1.5T, 식초 2T, 다진 청고추 1T, 다진 홍고추 각각 1T씩, 다진 마늘 1T, 다진 파 1T)

만드는 법

1. 닭고기는 넓고 얇게 잘라 두들겨 연하게 한 후 청주, 간장, 생강즙, 후추로 밑간하여 녹말가루를 살짝 무친다.
2. 두꺼운 팬에 기름을 적게 넣고 닭고기를 구워 준 다음 꺼내 기름기는 닦아 내고 준비한 소스를 뿌려 차려 낸다.

* 닭고기는 다른 단백질 식품들보다도 낮은 칼로리와 높은 단백질 함량을 자랑하는 식품입니다. 하지만 같은 방식으로만 조리하면 질릴 수 있지요. 기름과 소스를 적게 하고도 충분히 맛있는 닭고기 요리를 만들어 볼 수 있습니다.

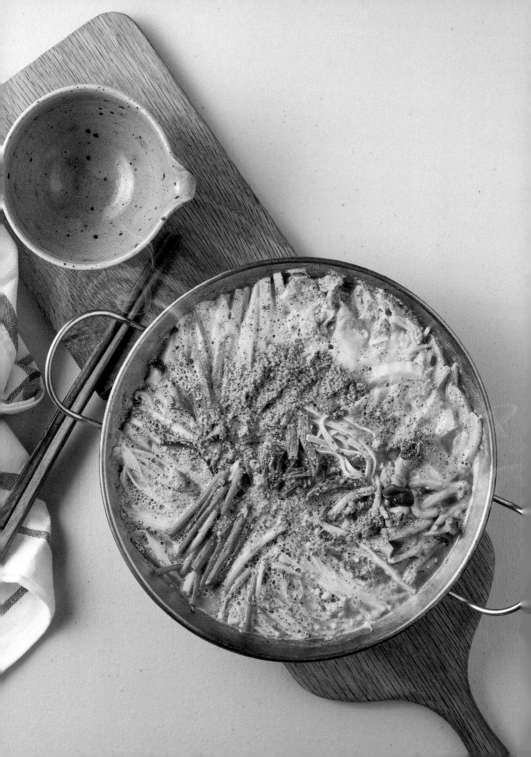

16 소고기버섯들깨탕

재료

소고기 양지머리 300g, 무 80g, 국간장, 후추, 표고버섯 5개, 느타리버섯 50g,
새송이버섯 2개, 팽이버섯 50g, 배춧잎 1장, 대파 2대, 청·홍고추 1개, 들깻
가루 5T, 녹말 2T, 다진 마늘 1T

만드는 법

1. 물 10컵에 소고기 양지머리와 무를 넣고 1시간가량 푹 끓여 육수를 만든다.
2. 소고기는 꺼내 국간장·후추로 밑간하고, 무는 나박하게 썬다.
3. 표고버섯, 새송이버섯은 먹기 좋은 크기로 썰고 느타리는 물에 데쳐 찢어
   준다.
4. 대파는 어슷 썬다. 청·홍고추도 어슷하게 썰어 둔다.
5. 냄비에 무와 소고기를 깔고 여러 가지 버섯과 배추를 먹기 좋게 담아 육
   수를 부어 끓이며 간한다. 이때 다진 마늘도 넣고 들깻가루를 마지막에
   넣는다.

* 버섯은 단백질, 비타민, 무기질과 함께 면역을 강화시키고 항산회 효과가 있는 베타글루칸이
  많이 함유된 재료입니다. 탕으로 만든 요리는 여러 종류의 버섯을 풍부하게 먹을 수 있고, 보
  기에도 푸짐합니다.

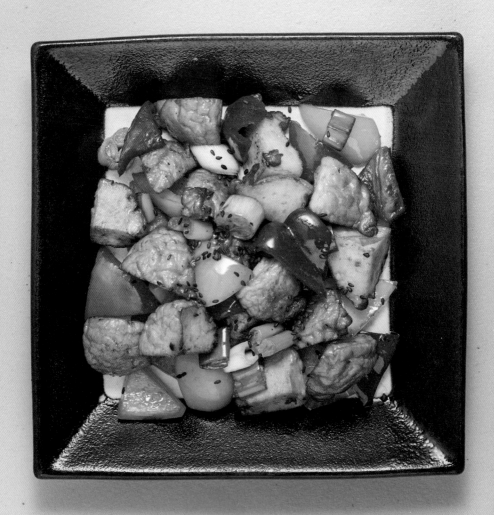

17 두부완자볶음

재료

두부볼 10개, 파프리카(노랑, 빨강) 반 개씩, 양파 1/2개, 대파 흰 부분 1대,
마늘 3쪽, 아보카도오일 1T, 굴소스 1T, 간장 1T, 참기름

만드는 법

1. 두부볼은 끓는 물에 잠시 넣었다 건져 절반으로 썬다.
2. 빨강·노랑 파프리카를 마름모로 썰어 준비하고, 양파도 같은 크기로 썬
   다. 마늘은 편으로 썰고, 대파는 가운데를 잘라 둔다.
3. 먼저 팬을 달구어 아보카도오일에 마늘과 파를 볶고, 양파와 파프리카를
   재빨리 볶으며 두부볼을 넣어 간장과 굴소스로 간하고 참기름을 조금 넣
   어 마무리한다.

* 두부는 콩의 풍부한 영양이 있는 데다 소화까지 쉬운 너무나 좋은 식품입니다. 아이들이 먹기
   좋게 완자 모양의 두부볼도 이제는 쉽게 구할 수 있어서 한 개씩 쏙쏙 먹는 즐거움을 줍니다.

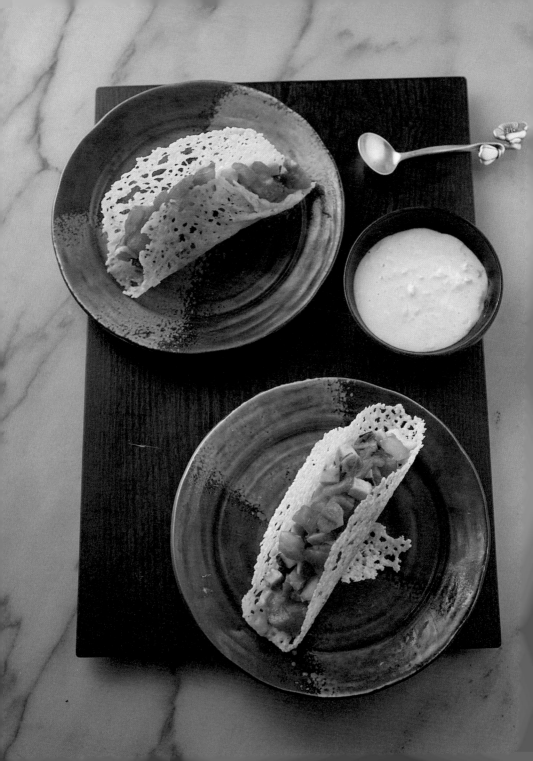

18 치즈타코랩과 두부볼

재료

구멍 난 하바티치즈(또는 체다치즈) 4장, 두부볼 5개(두부를 작게 잘라 팬에 구워 사용할 수도 있다.), 소고기 다짐육 50g(소금, 후추 약간으로 간한다.), 새송이버섯 1개, 양상추 1/2개, 토마토 1개, 셀러리 1대, 굴소스 1/2t, 아보카도소스(아보카도오일 2T, 겨자 1/3t, 두유 1/4컵, 레몬즙 1T, 소금·올리고당 약간을 믹서기에 갈아서 준비한다.)

만드는 법

1. 달군 팬에 치즈를 올려 지그시 구워 주면 노랗게 되며 수분이 날아간다. 따뜻할 때 밀대로 밀어 모양을 만든다.
2. 다진 소고기는 살짝 볶아 주고, 새송이버섯과 두부볼은 굴소스 약간에 볶아 준다.
3. 양상추는 채 썰고, 토마토와 셀러리는 잘게 썬다.
4. 만들어진 치즈랩에 소고기볶음과 두부볶음, 준비한 채소를 채워 주고 소스를 곁들인다.

* 단백질 함량이 높은 치즈로, 건강할 뿐 아니라 보기에도 화려한 식단입니다.

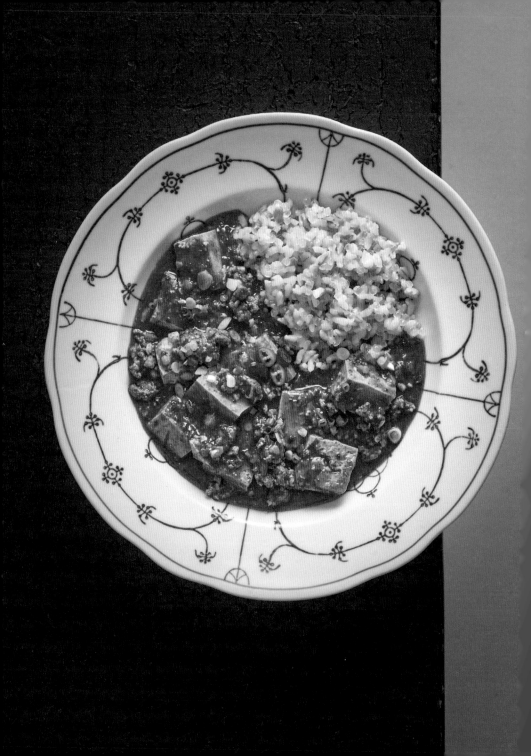

19 곤약현미마파두부덮밥

재료

삶은 병아리콩 또는 병아리콩 통조림 1컵, 두부 1모, 다진 돼지 살코기, 양파 중 1/2개, 표고버섯 2개, 다진 마늘 1T, 다진 파 1T, 생강즙 1t, 녹말 1T(물에 개어 둔다.), 참기름 1T 소스, 두반장 1T, 굴소스 1t, 고추기름 약간

만드는 법

1. 삶은 병아리콩은 믹서기에 갈고, 두부도 1×1cm로 썬다. 양파와 표고버 섯도 작게 썬다.
2. 팬에 고추기름을 두르고 다진 마늘, 다진 파를 넣고 볶다가 썰어 둔 표고 버섯과 다진 돼지고기, 생강즙을 넣어 준다.
3. 2에 두반장 소스와 믹서에 간 병아리콩을 넣는다.
4. 3에 굴소스와 물 2컵을 부어 끓인다.
5. 4에 두부를 넣고 또 끓이고, 끓으면 물 녹말을 살살 풀면서 농도를 조절하 는데, 병아리콩 간 것을 넣어 이미 걸쭉하므로 물 녹말은 조금만 넣어도 된다.
6. 마무리로 참기름을 넣어 향미를 낸 후 데운 곤약현미밥에 끼얹어 낸다.

* 완성된 곤약현미밥 100g은 70kcal 정도로 칼로리가 매우 낮고 포만감이 있어 다이어트에 효 과적입니다. 자칫 맛이 없어질 수 있는 단점을 보완했습니다.

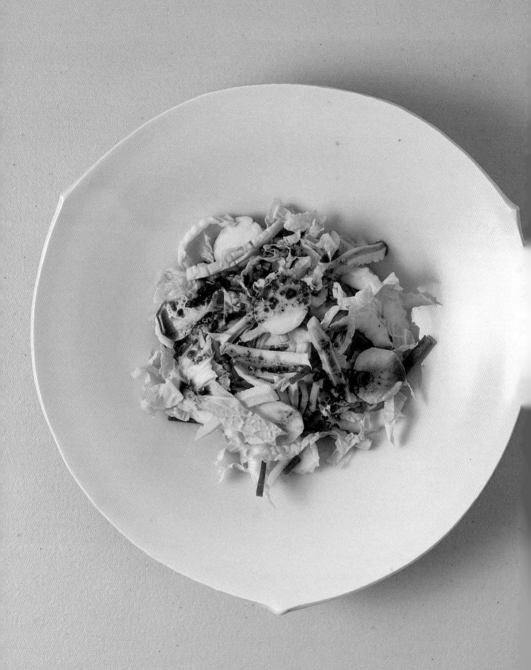

20 배추해물샐러드

재료

알배추 1/2통, 미나리 100g, 실파 5줄기, 영양 부추 50g, 밤 3개, 홍고추, 오징어 1마리(머리, 꼬리 따고), 낙지 2마리, 소스(까나리 액젓 3T, 고춧가루 2T, 다진 마늘 1T, 생강즙 1t, 참기름 1T, 설탕 1T, 꿀 2T)

만드는 법

1. 배추는 속이 찬 알배기 배추를 어슷 썬다. 미나리, 실파, 영양 부추는 길이를 맞추어 썬다.
2. 오징어는 껍질을 벗겨 잔 칼집을 넣어 끓는 물에 데쳐 가늘게 썬다.
3. 낙지는 주물러 씻어 끓는 물에 데쳐 3cm로 썬다.
4. 밤과 홍고추는 얇게 편으로 썬다.
5. 소스를 만들어 두었다가 먹기 직전에 버무려 낸다.

* 배추로 만드는 한식 샐러드입니다. 한식에 많이 쓰는 배추와 고춧가루를 샐러드로 응용하여 전통적인 느낌이 물씬 납니다.

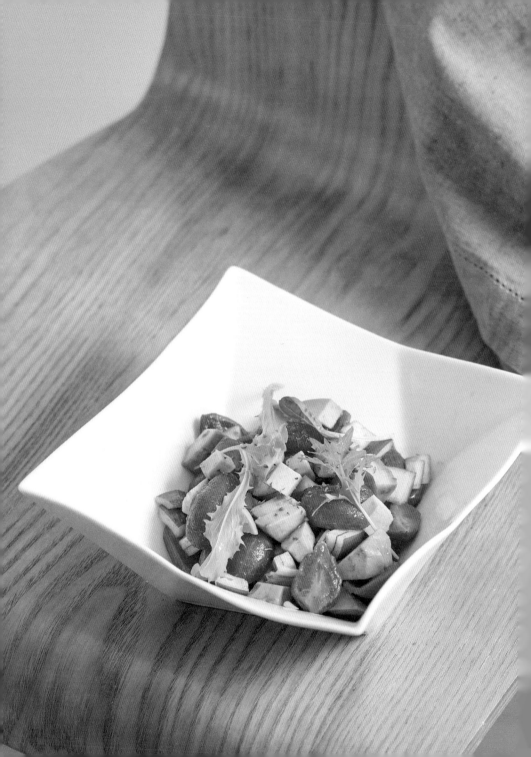

21 방울토마토
트러플드레싱샐러드

재료

방울도마토 300g, 적양파 1/2개, 아보카도 1개 잘 익은 것, 말린 파슬리 1t,
소스(트러플오일 3T, 레몬즙 1T, 소금 1/2t)

만드는 법

1. 방울토마토는 꼭지 부분을 자르고 끓는 물에 데쳐 껍질을 벗긴다. 적양파
   는 잘게 썬다.
2. 아보카도는 씨를 제거하고 깍둑 썬다.
3. 소스를 준비하고 버무려 파슬리 가루를 뿌려 시원하게 먹는다.

* 고급스러운 느낌의 트러플 향이 가득한 샐러드입니다.

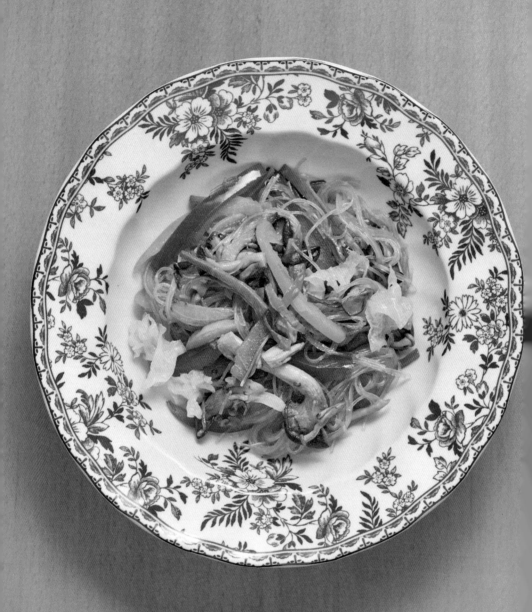

22 녹두당면잡채

재료

녹두당면 100g, 소고기(채 썬 살코기) 100g, 간장 1t, 참기름 1t, 다진 파 1t, 다진 마늘 1t, 느타리버섯 50g, 목이버섯 20g, 시금치 1단, 당근 중 1/4개, 노랑·빨강 파프리카 1개, 양파 1/2개, 잣가루, 간장, 참기름, 식용유 약간, 올리고당 1T

만드는 법

1. 녹두당면은 뜨거운 물에 10분간 담갔다 건져 물이 빠지면 올리브유를 약간 넣어 조물조물하여 불지 않게 한다.
2. 목이버섯은 물에 담가 밑동을 자르고 먹기 좋게 손질한다. 느타리버섯은 데쳐 길게 가른다.
3. 시금치는 데쳐 소금과 참기름을 넣어 무쳐 놓는다.
4. 당근과 노랑·빨강 파프리카, 양파도 채 썰어 가볍게 볶는다.
5. 소고기는 간장 1t, 참기름, 다진 파, 다진 마늘로 양념하여 볶는다.
6. 5에 불려 놓은 녹두당면을 볶는다.
7. 6에 채소를 모두 넣어 간장, 올리고당을 넣어 무치고 참기름으로 마무리한다.
8. 통깨 대신 잣가루를 뿌린다.

* 녹두당면은 칼로리가 적고 콩류 단백질이 풍부하며 지속적 포만감이 있어 잡채에 응용해 보았습니다.

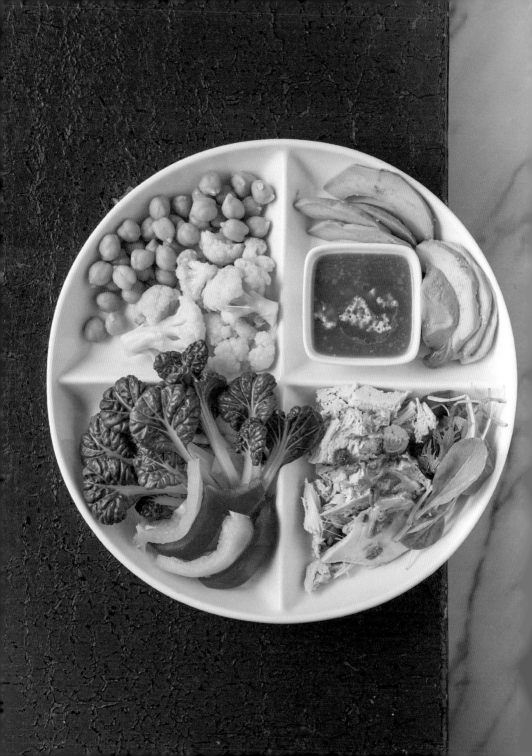

23 닭고기병아리콩 채소모듬샐러드

재료

삶은 병아리콩 1컵, 닭고기 안심 200g, 콜리플라워 100g, 비타민 채소 100g, 파프리카(노랑·빨강), 아보카도 1개, 청주, 생강, 소스(아보카도오일 3T, 갠 겨자 1T, 발사믹소스 2T, 레몬즙 1T, 발사믹 식초 1T)

만드는 법

1. 끓는 물에 소금 한 꼬집을 넣고 적당한 크기로 자른 콜리플라워를 데쳐 내고, 데친 물에 청주·생강·닭고기를 넣어 삶아 먹기 좋은 크기로 썬다.
2. 파프리카는 채 썬다. 비타민 채소는 잎을 떼어 준비한다.
3. 움푹한 접시에 비타민을 깔고 닭고기, 병아리콩, 파프리카, 콜리플라워를 담아 소스와 같이 낸다.

* 소스는 아보카도오일과 갠 겨자, 발사믹소스, 레몬즙을 믹서에 넣고 갈아서 만듭니다. 아보카도 마요네즈를 넣으면 더 고소합니다.

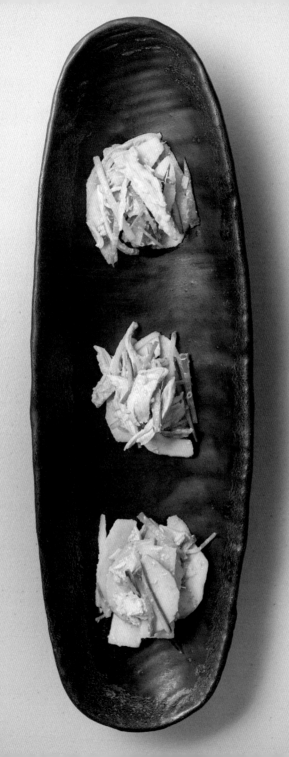

24 닭고기겨자냉채

재료

닭가슴살 100g, 생강 1편, 대파 1대, 마늘 1톨, 오이 1/2개, 당근 1/3개, 배 1/2개, 밤 3개, 아보카도 1개, 겨자 소스(겨자 갠 것 1T, 식초 2T, 레몬즙 1t, 올리고당 1t, 간장 약간)

만드는 법

1. 닭고기는 생강 1편, 대파 한 대, 마늘 1톨을 넣고 끓는 물에 10분 정도 삶고 뚜껑을 닫은 후 식으면 찢는다.
2. 오이, 당근은 채 썰어 냉수에 담갔다 건져 둔다. 배는 마지막에 채 썬다. 밤과 아보카도는 납작하게 얇게 썬다.
3. 접시에 가지런히 담고 겨자 소스를 뿌려 낸다.

* 더운 여름에 어울리는 음식입니다. 생강을 조금 넣고 닭고기를 살짝 삶으면 특유의 냄새가 확연히 줄어듭니다. 샐러드처럼 그 어떤 야채라도 채 썰어 곁들여 드세요.

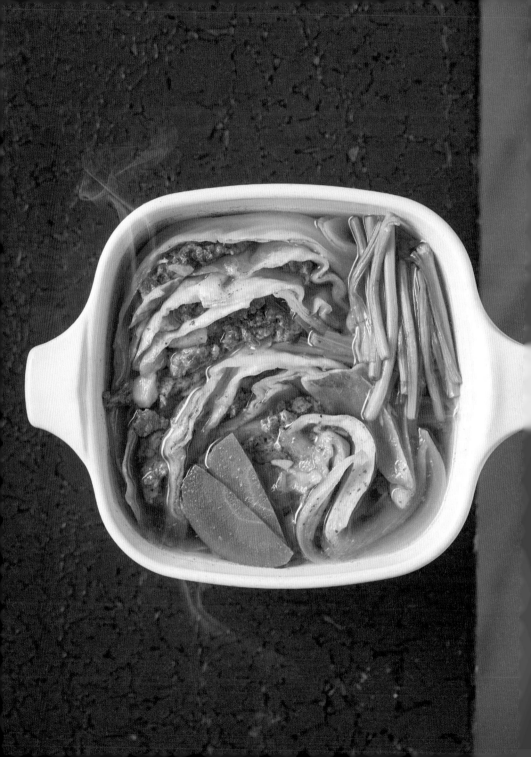

25 양배추전골

재료

양배추 150g, 소고기 다짐 50g, 돼지고기 다짐 50g, 양파 중1/2개, 당근 1/2개, 미나리 10줄기, 고기 양념(파·마늘 다짐 1/2T, 후추·설탕 1T, 진간장, 참기름), 멸치 육수 0.5L

만드는 법

1. 소고기, 돼지고기는 조물조물하여 양념하여 둔다.
2. 양배추는 켜로 잘라 썰고, 양파·당근·미나리는 같은 길이로 썰어 준비한다.
2. 전골냄비에 양파를 깔고 양배추를 가지런히 놓은 뒤 사이사이 고기 양념을 넣고 당근과 미나리를 예쁘게 담아 간한 육수를 부어 끓여 낸다.

* 양배추는 항상 냉장고에 준비해 두었다가 샐러드 재료로 쓰거나 쪄서 쌈으로 먹기도 하고, 공복시 물에 삶아 먹어도 좋습니다.

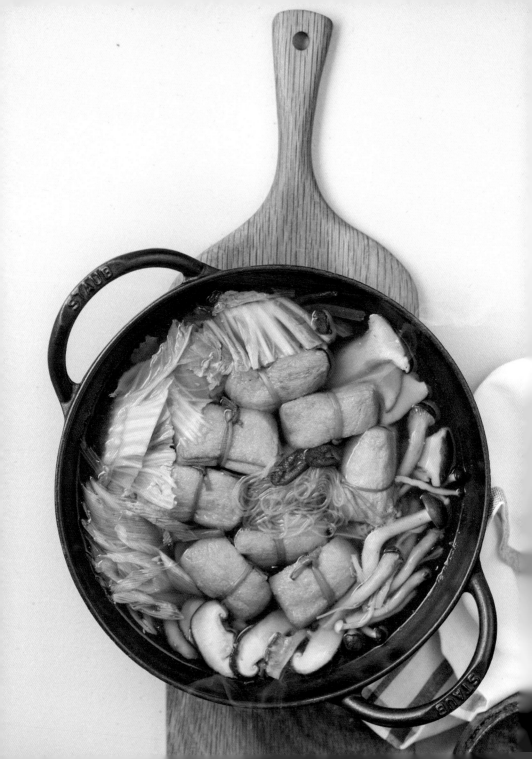

26 두부로 속을 채운 유부전골

재료

유부 10장, 두부 1/2모, 다진 닭가슴살 80g, 다진 숙주 50g, 다진 파 1t, 다진 마늘 1t, 소금, 후추, 배춧잎 3장, 표고버섯 1개, 느타리·만가닥버섯 각 20g씩, 양파 1/2개, 쪽파 5대, 홍고추, 간장 1T, 참기름 1T, 육수 3컵(다시마, 파, 디포리(혹은 멸치))

만드는 법

1. 유부는 기름기 없게 뜨거운 물에 데치고, 숙주는 데쳐 눌러 짜 다진다.
2. 배추는 어슷 썰고, 양파는 채 썬다. 쪽파도 5cm 간격으로 썬다.
3. 볼에 두부를 꼭 짜서 다진 닭가슴살과 다진 숙주를 넣고 소금, 후추, 다진 파, 다진 마늘을 넣어 양념 후 유부 속을 채운다.
4. 냄비에 배추를 깔고 속 채운 유부와 버섯들을 가지런히 담는다. 다음에 쪽파·양파·홍고추를 담고 육수를 부어 먹기 직전에 끓여 낸다.
5. 간장과 참기름으로 간을 맞추어 먹는다.

* 가끔 따뜻한 국물이 후루룩 먹고 싶을 때가 있습니다. 담백한 멸치 다시마 육수를 내고 간은 심심하게 해도 우러나온 야채의 단맛과 두부 맛이 어울리면 충분히 맛있는 멋진 요리가 됩니다.

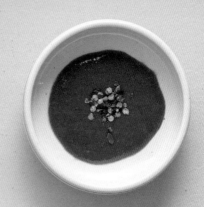
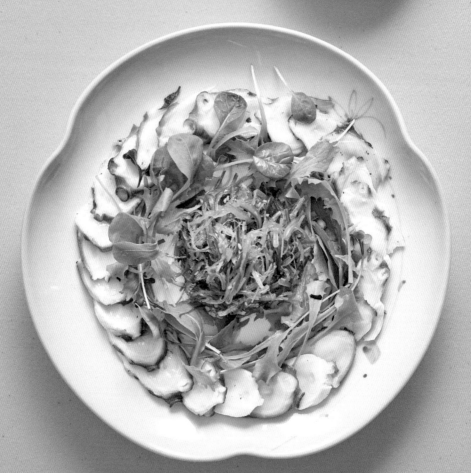

27 해초문어샐러드

재료

문어 100g, 생강 1톨, 어린잎채소 20g, 여러 가지 해초 50g씩, 간장 소스(간장 1T, 식초 1t, 레몬즙)

만드는 법

1. 문어는 끓는 물에 생강 한 편을 넣어 살짝 삶는다.
2. 데친 문어를 길게 어슷 썬다.
3. 소스를 입맛에 맞게 배합하여 해초를 무친다.
4. 볼에 채소와 해초, 문어를 담아 낸다. 초고추장을 곁들여도 좋다.

* 각종 무기질이 풍부한 해초로, 저칼로리와 영양·상큼한 맛을 동시에 만족시켜 주는 샐러드입니다.

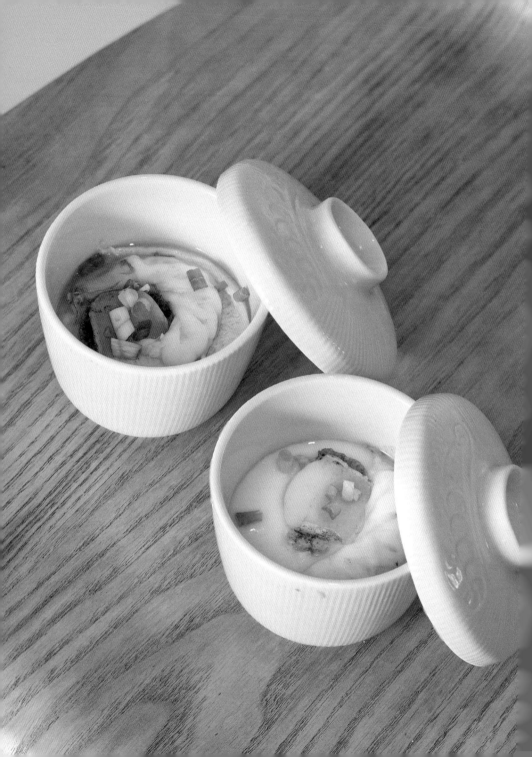

28 전복새우달걀찜

재료

달걀 2개, 새우 2마리, 전복 2마리, 은행 4알, 소금 1t, 청주 1t, 쪽파

만드는 법

1. 전복과 새우는 손질하여 물에 소금을 한 꼬집 넣고 살짝 데친다. 이때 물을 버리지 않고 걸러 육수 1컵을 만든다.
2. 달걀 끈을 제거 후 잘 저어 육수 한 컵 넣어 풀어 준 뒤 소금, 청주로 간해 가는 체에 받쳐 거품을 걸어 낸다.
3. 뚜껑 있는 컵에 달걀물을 넣고 은행과 새우, 전복을 넣어 15분 정도 찐다.
4. 쫑쫑 썬 쪽파를 고명으로 올린다. 무순을 곁들여 내도 좋다.

* 달걀을 찜으로써 더욱 건강한 방식으로 요리했습니다.

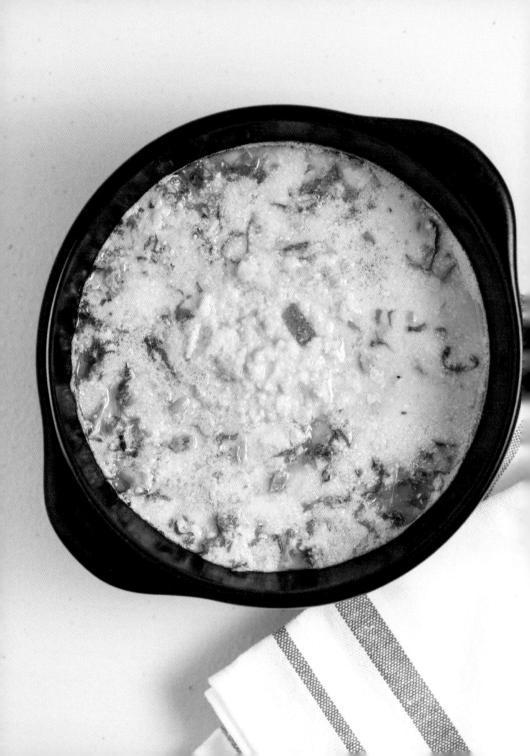

29 시래기콩비지찌개

재료

메주콩 1컵, 시래기(삶은 것) 1컵, 들기름, 새우젓, 다진 파 1T, 다진 마늘 1T

만드는 법

1. 콩은 물 1컵을 넣고 전날 불려 놓는다. 다음 날 냄비에 넣고 끓으면 바로 불에서 내려놓아 뚜껑을 덮고 그대로 식혀 믹서에 간다.

2. 들기름을 넣고 뚝배기를 달군 후, 잘게 썬 시래기를 넣고 볶다가 간 콩을 넣고 새우젓으로 간한다. 다진 파와 다진 마늘을 넣어서 먹는다.

* 시래기를 넣으면 맛이 더욱 담백하고 시원해집니다. 시래기 대신 김치를 꼭 짜 넣어도 됩니다.

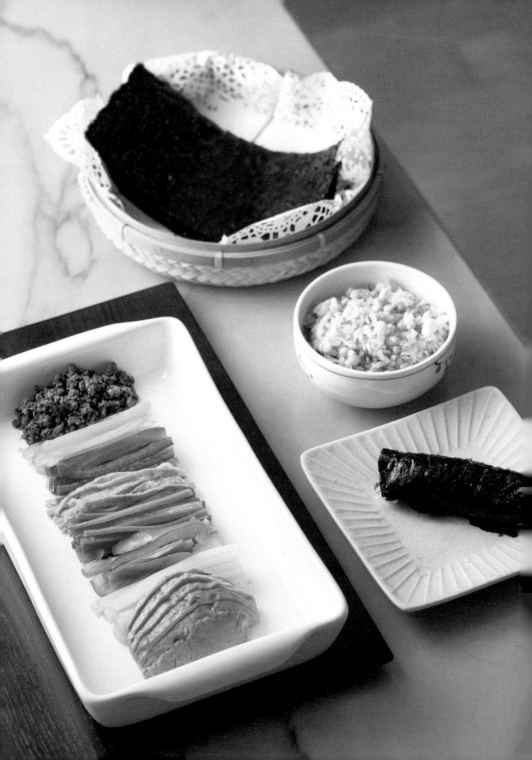

30 즉석 아보카도김밥

재료

김밥용 김, 현미밥 1컵, 촛물 재료(초 1T, 물 1T, 올리고당 1t를 살짝 끓여 식힌다.), 다진 소고기 200g, 고기 양념(다진 마늘 1t, 다진 파 1t, 참기름 1t, 후추, 소금), 숙성된 아보카도 1개, 단무지 50g, 파프리카(초록·빨강·노랑) 1개씩, 달걀 지단 1장, 와사비장

만드는 법

1. 현미는 불려 밥을 고슬고슬하게 지은 다음 촛물을 넣고 섞으며 식힌다.
2. 다진 소고기는 다진 마늘, 다진 파, 참기름, 후추, 소금 한 꼬집을 넣어 조물조물 양념한 후 볶는다(기름을 두르지 않고도 달구어진 팬에 물 1T를 넣어 끓으면 고기를 익히듯 조리하면 더욱 좋다.).
3. 아보카도 껍질을 벗겨 씨를 제거하고 길게 썬다.
4. 단무지는 김 길이에 맞추어 두껍지 않게 썬다.
5. 파프리카는 길게 썬다.
6. 계란은 소금 한 꼬집 넣어 저어 부친 다음 길게 썬다.
7. 김은 살짝 구워 자른 다음 접시에 담고, 다른 재료들도 넉넉한 접시에 담아 즉석에서 싸 먹는다.

* 여러 채소를 기호에 맞게 준비하여 즉석에서 만들어 먹습니다. 온 가족이 함께 즐겁게 먹을 수 있는 건강식입니다.

부록

실천하는 다이어트, 다이어트 플랜

나의 다이어트 식사 일지

일주일 식단표 예시

괄호 안의 번호는 책에서 소개하는 레시피 번호이므로 요리 시 참고하세요. 그 외에 단백질량 20~25g, 야채 분량 1~2컵 정도로 맞춘 메뉴를 정해 쉽고 간단하게 요리해 식사하면 좋습니다.

	아침	점심	저녁
월	닭고기병아리콩 야채수프(8)	배추해물샐러드(20), 계란오믈렛	곤약밥, 고등어구이
화	오트밀 크램차우더수프(7)	팔진초면(10), 소고기구이	양배추전골(25)
수	달걀찜(28)	녹두당면잡채(22)	바질페스토닭가슴살구이
목	숙주미나리나물과 돼지고기편육(13)	즉석 아보카도김밥(30)	단백질쉐이크, 컬리플라워볶음밥
금	닭고기겨자냉채(24)	가지통마늘밥(1), 가자미구이	코다리조림, 방울토마토 트러플드레싱샐러드(21)
토	건새우곤약볶음밥(3)	소고기버섯들깨탕(16)	두부완자볶음(17)

나만의 다이어트 식사 일지

* 현재 체중 :

* 조정 체중 :

날짜		식단	실천 체크	체중 체크	메모
	아침				
	점심				
	저녁				
	아침				
	점심				
	저녁				
	아침				
	점심				
	저녁				

날짜		식단	실천 체크	체중 체크	메모
	아침				
	점심				
	저녁				
	아침				
	점심				
	저녁				
	아침				
	점심				
	저녁				
	아침				
	점심				
	저녁				

날짜		식단	실천 체크	체중 체크	메모
	아침				
	점심				
	저녁				
	아침				
	점심				
	저녁				
	아침				
	점심				
	저녁				
	아침				
	점심				
	저녁				

날짜		식단	실천 체크	체중 체크	메모
	아침				
	점심				
	저녁				
	아침				
	점심				
	저녁				
	아침				
	점심				
	저녁				
	아침				
	점심				
	저녁				

날짜	식단		실천 체크	체중 체크	메모
	아침				
	점심				
	저녁				
	아침				
	점심				
	저녁				
	아침				
	점심				
	저녁				
	아침				
	점심				
	저녁				

날짜	식단	실천 체크	체중 체크	메모
	아침			
	점심			
	저녁			
	아침			
	점심			
	저녁			
	아침			
	점심			
	저녁			
	아침			
	점심			
	저녁			

날짜		식단	실천 체크	체중 체크	메모
	아침				
	점심				
	저녁				
	아침				
	점심				
	저녁				
	아침				
	점심				
	저녁				
	아침				
	점심				
	저녁				

마치며

육아하느라 정신없었던 30대와 40대 그리고 어느덧 50대를 바라보면서 날마다 무심결에 하고 있었던 사소한 습관들, 자세, 걸음걸이와 표정까지도 나의 몸과 마음의 건강에 영향을 미친다는 것을 깨닫게 되었습니다. 처음에는 그중 그나마 식습관을 바꾸는 것은 좀 더 쉽고 결과도 눈에 보이는 편이라고 생각했습니다. 하지만 글을 써내려 갈수록 식습관뿐만 아니라 운동과 마음가짐에 대한 이야기도 해 드리고 싶었습니다. 그리고 이 모든 것이 과학적인 근거가 있는 것임을 분명히 하고자 했습니다.

스트레스를 받을 때 한 잔 마시는 달콤한 시그니처 음료와 백화점 지하에서 파는 생크림 가득한 도넛의 유혹을 견디기가 얼마나 힘든 것인지 저도 잘 알고 있습니다. 누구보다도 단 걸 좋아하던 사람이었거든요. 초콜릿 바 몇 개를 그 자리에 앉아서 먹어치우곤 했습니다. 도넛 한 상자도 금방이었지요. 하지만 단 걸 먹을 때의 짜릿한 행복은 잠시 그때뿐, 저는 곧 우울해지고 무기력해지곤 했습니다.

아주 오래된 우울과 무기력의 터널에서 헤어나오게 된 것은 단순히 식습관만으로 가능하지 않습니다. 당연히 진료와 상담, 그리고 치료가 필요한 경우가 많지요. 하지만 우리의 기분이 우리의 식습관에 의해서도 어느 정도 좌우되고, 건강한 식습관이 노화 방지뿐만 아니라 우리의 정신 건강에도 도움이 많이 된다는 사실만은 분명합니다. 거기에 운동과 명상을 병행한다면 우리 삶의 질은 말할 수 없이 크게 개선됩니다.

언제나처럼 날마다 진료를 하고 퇴근 후 집에서는 요리하고, 또 아이들과 같이 공부하는 제가 어떤 게 변했는지 다른 사람들은 잘 알지 못할 것입니다. 하지만 저는 이전과 분명히 다른 삶을 살고 있다고 느낍니다. 더욱이 저의 삶에 대한 태도는 배우자와의 관계, 자녀들과의 관계, 그리고 부모님과의 관계, 친구들과의 관계에도 많은 영향을 미쳤다는 걸 느낍니다.

독자 여러분, 이 책을 읽고 실천하면서 날마다 자신의 몸과 마음을 가꾸어 나가는 작은 기쁨과 성취감을 누리시기를 바랍니다. 그리고 그 기쁨이 주변 사람들에게도 전파되었으면 좋겠습니다.

저는 노화가 더 이상 두렵지 않습니다. 저는 어딘가 아프고, 또 어딘가 주름이 늘겠지만 여전히 활기차게 그날그날을 소중히 살아갈 것이기 때문입니다. 여러분도 그런 삶을 살게 되기를 기대합니다.

참고 문헌

중년의 몸에 일어나는 여러 가지 변화들

Pontzer H. et al. Science. 2021 Aug 13;373(6556):808-812Daily Energy expenditure through the human life course

Guerreiro VA et al.J Obes. 2022 Jan 22. Obesity, Adipose Tissue, and Inflammation Answered in Questions

Nijhuis J. et al. Obesity (Silver Spring). 2009 Nov;17(11):2014-8. Neutrophil activation in morbid obesity, chronic activation of acute inflammation ,

Welsh P. et al. J Clin Endocrinol Metab. 2010 Jan;95(1):93-9 Unraveling the directional link between adiposity and inflammation: a bidirectional mendelian

Hermouet S et al. Pathogenesis of Myeloproliferative Neoplasms: Role and Mechanisms of Chronic Inflammation randomization approach Mediat. Inflamm. 2015

Monteiro R. Chronic Inflammation in Obesity and the Metabolic Syndrome. Mediators Inflamm. 2010

중년 이후 다이어트의 핵심

Stiegler P. et al. The role of diet and exercise for the maintenance of fat-free mass and resting metabolic rate during weight loss.Sports Med. 2006;36(3):239-62

Paddon-Jones D et al. Differential stimulation of muscle protein synthesis in elderly humans following isocaloric ingestion of amino acids or whey protein.Exp Gerontol. 2006 Feb;41(2):215-9.

N aseeb MA et al. Protein and exercise in the prevention of sarcopenia and aging,Nutr Res. 2017 Apr;40:1-20

Rogeri PS. Strategies to Prevent Sarcopenia in the Aging Process: Role of Protein Intake and Exercise. Nutrients. 2021 Dec 23;14(1):52

만성 염증이 노화에 미치는 영향

Kim J. Nutrition and Sarcopenia-What Do We Know?,Association of vegetables and fruits consumption with sarcopenia in older adults: The Fourth Korea National Health and Nutrition Examination Survey.Age Ageing. 2015 Jan;44(1):96-102

Grosso G, Laudisio D, Frias-Toral E, Barrea L, Muscogiuri G, Savastano S, Colao A.Anti-Inflammatory Nutrients and Obesity-Associated Metabolic-Inflammation: State of the Art and Future Direction.Nutrients. 2022 Mar 8;14(6):113

혈관 질환과 음식의 중요성

Aburto NJ. Effect of increased potassium intake on cardiovascular risk factors and disease: systematic review and meta-analyses .BMJ. 2013 Apr

Picard K.et al.Dietary Potassium Intake and Risk of Chronic Kidney Disease Progression in Predialysis Patients with Chronic Kidney Disease: A Systematic Review ,Potassium and risk of Type 2 diabetes.Adv Nutr. 2020

Jul 1

Hu FB. Protein, body weight, and cardiovascular health. Am J Clin Nutr 2005;82

Leidy HJ et al. The role of protein in weight loss and maintenance. Am J Clin Nutr 2015;101

Vasdev S et al. Antihypertensive effects of dietary protein and its mechanism. Vasdev S, et al. Int J Angiol. 2010

붉은 고기(소고기, 돼지고기, 양고기)에 대해서

Lescinsky H et al. Health effects associated with consumption of unprocessed red meat: a Burden of Proof study Nat Med. 2022; 28(10): 2075-2082

McAfee AJ et al. Red meat consumption: an overview of the risks and benefits Meat Sci. 2010 Jan;84(1):1-13

Johnston BC. et al.Unprocessed Red Meat and Processed Meat Consumption: Dietary Guideline Recommendations From the Nutritional Recommendations (NutriRECS) Consortium. Ann Intern Med. 2019 Nov 19;171(10):756-764

O'Connor LE et al.Total red meat intake of ≥0.5 servings/d does not negatively influence cardiovascular disease risk factors: a systemically searched meta-analysis of randomized controlled trials1,2 Am J Clin Nutr. 2017 Jan;105(1):57-69

당뇨 식사

Pfeiffer AFH. et al.The Effects of Different Quantities and Qualities of Protein Intake in People with Diabetes Mellitus .Nutrients. 2020 Jan 30;12(2):365

관절 건강과 음식

Papadopoulou SK.Rehabilitation Nutrition for Injury Recovery of Athletes: The Role of Macronutrient Intake.Nutrients. 2020 Aug 14;12(8):2449

Smith-Ryan AE, Hirsch KR, Saylor HE, Gould LM, Blue MNM.Nutritional Considerations and Strategies to Facilitate Injury Recovery and Rehabilitation.J Athl Train. 2020 Sep 1;55(9):918-930

Mann GE.Cardiovascular and skeletal muscle ageing: consequences for longevity.J Physiol. 2016 Apr 15;594(8):1961-3

Cutolo M, Nikiphorou E. Nutrients. Nutrition and Diet in Rheumatoid Arthritis. 2022 Feb; 14(4): 888.

Deer RR, et al. Protein intake and muscle function in older adults. Curr Opin Clin Nutr Metab Care. 2015

두뇌 건강과 음식

McGrattan AM et al. Diet and Inflammation in Cognitive Ageing and Alzheimer's Disease. Curr Nutr Rep. 2019 Jun;8(2):53-65

Liang et al.Recognizing Depression from the Microbiota⁻Gut⁻Brain Axis. Int J Mol Sci. 2018 Jun; 19(6): 1592

Chatzi L et al. Dietary patterns during pregnancy and the risk of postpartum depression: the mother-child 'Rhea' cohort in Crete, Greece. Public Health Nut. 2011;14(9):1663-1670n Axis.Int J Mol Sci. 2018 May 29;19(6):1592

Sarris J et al.Lifestyle medicine for depression.BMC Psychiatry. 2014 Apr 10;14:107

Berding K et al.Diet and the Microbiota-Gut-Brain Axis: Sowing the Seeds of Good Mental Health.Adv Nutr. 2021 Jul 30;12(4):1239-1285

Sui SX et al.Skeletal Muscle Health and Cognitive Function: A Narrative Review. Int J Mol Sci. 2020 Dec 29;22(1):255

Lee I et al. Sarcopenia Is Associated with Cognitive Impairment and Depression in Elderly Korean Women. Iran. J. Public Health. 2018;47:327-334.

Radjabzadeh D. Gut microbiome-wide association study of depressive symptoms.Nat Commun . 2022 Dec 6;13(1):7128

Martí Del Moral A, et al.Omega-3 fatty acids and cognitive decline: a systematic review.Nutr Hosp. 2019

Millman JF. et al. Extra-virgin olive oil and the gut-brain axis: influence on gut microbiota, mucosal immunity, and cardiometabolic and cognitive health. Nutr Rev. 2021 Nov 10;79(12):1362-1374

피부 건강과 음식

Chen CY et al.Advanced Glycation End Products in the Skin: Molecular Mechanisms, Methods of Measurement, and Inhibitory Pathways. Front Med (Lausanne). 2022 May 11

Cao C. et al. Diet and Skin Aging—From the Perspective of Food Nutrition. Nutrients. 2020 Mar 24;12(3):870

Wykes LJ. et al. Chronic low protein intake reduces tissue protein synthesis in a pig model of protein malnutrition J Nutr. 1996 May;126(5):1481-8

단백질 섭취 방법

Deer RR, et al. Protein Intake and Muscle Function in Older Adults .Curr Opin Clin Nutr Metab Care. 2015

Bollwein J, et al.Distribution but not amount of protein intake is associated with frailty: a cross-sectional investigation in the region of Nurnberg. Nutr J. 2013 Study conducted in healthy middle aged adults examining the effects of distribution of dietary protein to En1`maximally stimulate MPS

Beasley JM et al.Biomarker-calibrated protein intake and physical function in the Women's Health Initiative.J Am Geriatr Soc. 2013 Nov;61(11):1863-71

IArciero PJ, et al. Increased protein intake and meal frequency reduces abdominal fat during energy balance and energy deficit. Obesity (Silver Spring). 2013 Jul;21(7):1357-66

Dong JY, et al.Effects of high-protein diets on body weight, glycaemic control, blood lipids and blood pressure in type 2 diabetes: meta-analysis of randomised controlled trials.Br J Nutr. 2013

Tardy AL, et al. Vitamins and Minerals for Energy, Fatigue and Cognition: A Narrative Review of the Biochemical and Clinical Evidence.Nutrients. 2020 Jan 16;12(1):228

Neto AWG et al.Protein Intake, Fatigue and Quality of Life in Stable Outpatient Kidney Transplant Recipients.Nutrients. 2020 Aug 14;12(8):2451

7)Exercise-Induced Changes in Lean Mass, Muscle Strength, and Physical Function in Mobility-Limited Older Adults,Protein-Energy Supplementation on the Functional Decline of Frail Older Adults With Low Socioeconomic Status: A Community-Based Randomized Controlled Study.

Cuenca-Sánchez M.et al. Controversies surrounding high-protein diet intake: satiating effect and kidney and bone health.Adv Nutr. 2015 May 15;6(3):260-6

Knight EL, et al.The impact of protein intake on renal function decline in women with normal renal function or mild renal insufficiency. Ann Intern Med.

2003

Journel M et al. Brain responses to high-protein diets.Adv Nutr. 2012 May 1;3(3):322-9

Paddon-Jones D, et al.Differential stimulation of muscle protein synthesis in elderly humans following isocaloric ingestion of amino acids or whey protein.Exp Gerontol. 2006

유제품의 강점

Michelfelder AJ.Soy: A Complete Source of Protein.Am Fam Physician. 2009 Jan 1;79(1):43-7

Liu J et al. Amino Acid Availability of a Dairy and Vegetable Protein Blend Compared to Single Casein, Whey, Soy, and Pea Proteins: A Double-Blind, Cross-Over Trial.Nutrients. 2019 Nov 1;11(11):2613

Berrazaga I. et al. The Role of the Anabolic Properties of Plant- versus Animal-Based Protein Sources in Supporting Muscle Mass Maintenance: A Critical Review.Nutrients. 2019 Aug 7;11(8):1825

Chen L et al.Milk and yogurt intake and breast cancer risk.Medicine (Baltimore). 2019 Mar;98

García EV, et al. The association between breast cancer and consumption of dairy products: a systematic review.Nutr Hosp. 2020 Jul 13;34(3):589-598

Fardellone P et al. Osteoporosis: Is milk a kindness or a curse.oint Bone Spine. 2017 May;84(3):275-281

Du C et al.Consumption of milk and dairy products and risk of osteoporosis and hip fracture: a systematic revRelationships between Dairy and Calcium Intake and Mental Health Measures of Higher Education Students in the

United States: Outcomes from Moderation Analyses.Nutrients. 2022 Feb 12;14(4):775

Timon CM, et al.Dairy Consumption and Metabolic Health.Nutrients. 2020

Hanach NI, et al. The Impact of Dairy Protein Intake on Muscle Mass, Muscle Strength, and Physical Performance in Middle-Aged to Older Adults with or without Existing Sarcopenia: A Systematic Review and Meta-Analysis. Adv Nutr. 2019 Jan 1;10(1):59-69

Du C. et al.Relationships between Dairy and Calcium Intake and Mental Health Measures of Higher Education Students in the United States: Outcomes from Moderation Analyses.Nutrients. 2022 Feb 12;14(4):775

Cifelli CJ et al. Replacing the nutrients in dairy foods with non-dairy foods will increase cost, energy intake and require large amounts of food: National Health and Nutrition Examination Survey 2011-2014. Public Health Nutr. 2022 Feb;25(2):332-343

Fraser GE et al. Dairy, soy, and risk of breast cancer: those confounded milks.Int J Epidemiol. 2020 Oct 1;49(5):1526-1537

Zang J et al.The Association between Dairy Intake and Breast Cancer in Western and Asian Populations: A Systematic Review and Meta-Analysis. J Breast Cancer. 2015 Dec;18(4):313-22

Kazemi A et al. Intake of Various Food Groups and Risk of Breast Cancer: A Systematic Review and Dose-Response Meta-Analysis of Prospective Studies.Adv Nutr. 2021 Jun 1;12(3):809-849

단백질 섭취와 함께 지켜야 하는 원칙들

Blekkenhorst LC et al. Cardiovascular Health Benefits of Specific Vegetable

Types: A Narrative Review.Nutrients. 2018 May 11;10(5):595

World Health Organization . Fruit and Vegetables for Health: Report of a Joint fao/Who Workshop. World Health Organization; Geneva, Switzerland: 2004

National Cancer Institute Usual Dietary Intakes: Food Intakes, Us Population, 2007-10. [(accessed on 31 August 2017)]; Available online: http://appliedresearch.Cancer.Gov/diet/usualintakes/pop/2007-10

Aune D et al. Fruit and vegetable intake and the risk of cardiovascular disease, total cancer and all-cause mortality: A systematic review and dose-response meta-analysis of prospective studies. Int. J. Epidemiol. 2017;46:1029-1056.

Threapleton D.E. et al. Dietary fibre intake and risk of cardiovascular disease: Systematic review and meta-analysis. Br. Med. J.

Aburto N.J. et al. Effect of increased potassium intake on cardiovascular risk factors and disease: Systematic review and meta-analyses. Br. Med. J. 2013;346

식이 섬유 먹는 방법

Tardy AL et al. Vitamins and Minerals for Energy, Fatigue and Cognition: A Narrative Review of the Biochemical and Clinical Evidence.Nutrients. 2020 Jan 16;12(1):228

Berding K, et al.Going with the grain: Fiber, cognition, and the microbiota-gut-brain-axis 22)Dietary fiber and prebiotics and the gastrointestinal microbiota.Exp Biol Med (Maywood). 2021 Apr;246(7):796-811

Chen S, et al.Dietary fibre intake and risk of breast cancer: A systematic review

and meta-analysis of epidemiological studies. Oncotarget. 2016 Dec
6;7(49):80980-80989

'근육-장-뇌' 축(Muscle Brain Gut Axis)

Kano M et al. Altered brain and gut responses to corticotropin-releasing
hormone (CRH) in patients with irritable bowel syndrome.Sci Rep. 2017
Sep 29;7(1):12425

Del Gobbo L.C. et al. Circulating and dietary magnesium and risk of
cardiovascular disease: A systematic review and meta-analysis of
prospective studies. Am. J. Clin. Nutr. 2013;98:160-173

Liu R.H. Health-promoting components of fruits and vegetables in the diet. Adv.
Nutr. 2013;4:384S-392S.

Van Breda S.G.J. et al. Smart combinations of bioactive compounds in fruits
and vegetables may guide new strategies for personalized prevention of
chronic diseases. Mol. Nutr. Food Res. 2018

Barko PC et al.The Gastrointestinal Microbiome: A Review. J Vet Intern Med.
2018 Jan;32(1):9-25

Manos J. The human microbiome in disease and pathology. APMIS. 2022
Dec;130(12):690-705.

Rajagopala SV et al.The Human Microbiome and Cancer. Cancer Prev Res (Phila).
2017 Apr;10(4):226-234

비타민과 미네랄의 역할

Sunkara A, et al. Supplemental Vitamins and Minerals for Cardiovascular Disease

Prevention and Treatment. Methodist Debakey Cardiovasc J. 2019 Jul-Sep;15(3):179-184

Zhang FF et al. Health effects of vitamin and mineral supplements. BMJ. 2020 Jun 29;369

Fortmann SP et al.Vitamin and mineral supplements in the primary prevention of cardiovascular disease and cancer: An updated systematic evidence review for the U.S. Preventive Services Task Force.Ann Intern Med. 2013 Dec 17;159(12):824-34

Joustra ML et al.Vitamin and mineral status in chronic fatigue syndrome and fibromyalgia syndrome: A systematic review and meta-analysis.PLoS One. 2017 Apr 28;12(4)

건강한 지방이란

Siri-Tarino PW et al.Saturated fat, carbohydrate, and cardiovascular disease.Am J Clin Nutr. 2010 Mar;91(3):502-9

Clifton PM et al.A systematic review of the effect of dietary saturated and polyunsaturated fat on heart disease.Nutr Metab Cardiovasc Dis. 2017 Dec;27(12):1060-108

Oteng AB et al.Mechanisms of Action of trans Fatty Acids. Adv Nutr. 2020 May 1;11(3):697-708

Islam MA et al.Trans fatty acids and lipid profile: A serious risk factor to cardiovascular disease,cancer and diabetes.Diabetes Metab Syndr. 2019 Mar-Apr;13(2):1643-16

Simopoulos AP.An Increase in the Omega-6/Omega-3 Fatty Acid Ratio Increases the Risk for Obesity.Nutrients. 2016 Mar 2;8(3):128

Angeloni C et al. Bioactivity of Olive Oil Phenols in Neuroprotection. Int J Mol Sci. 2017 Oct 25;18(11):2230

물을 많이 드세요

Hooton TM, et al. Effect of Increased Daily Water Intake in Premenopausal Women With Recurrent Urinary Tract Infections: A Randomized Clinical Trial. JAMA Intern Med. 2018 Nov 1;178(11):1509-1515

Johnson EC et al. Water Intake, Body Water Regulation and Health. Nutrients. 2020 Mar 6;12(3):70

케토 다이어트와 간헐적 단식

Peeke PM, et al. Effect of Time Restricted Eating on Body Weight and Fasting Glucose in Participants with Obesity: Results of a Randomized , Controlled, Virtual Clinical Trial. Nutr Diabetes. 2021 Jan 15;11(1):6

Patikorn C. et al. Intermittent Fasting and Obesity-Related Health Outcomes: An Umbrella Review of Meta-analyses of Randomized Clinical Trials. JAMA Netw Open. 2021 Dec 1;4(12)

Intermittent Fasting and Obesity-Related Health Outcomes: An Umbrella Review of Meta-analyses of Randomized Clinical Trials

운동의 역할

Zurlo F, et al. Skeletal muscle metabolism is a major determinant of resting energy expenditure. Journal Of Clinical Investigation, 86(5), 1423-1427

López-Torres Hidalgo J; DEP-EXERCISE Group.Effectiveness of physical exercise in the treatment of depression in older adults as an alternative to antidepressant drugs in primary care.BMC Psychiatry. 2019 Jan 14;19(1):21

Lavie CJ et al.Exercise and the cardiovascular system: clinical science and cardiovascular outcomes.Circ Res. 2015 Jul 3;117(2):207-19

Smith PJ et al.The Role of Exercise in Management of Mental Health Disorders: An Integrative Review. Annu Rev Med. 2021 Jan 27;72:45-62

Vonda Wright and Ruth Winter,Fitness After 40: Your Strong Body at 40, 50, 60, and Beyond,Aug 5, 2015

체중 조절을 위한 원칙들

Zurlo F, et al. Skeletal muscle metabolism is a major determinant of resting energy expenditure

Marangoni F, et al. Snacking in nutrition and health.J Clin Invest. 1990 Nov;86(5):1423-7

그래도 식욕이 올라온다면? 충동적인 식욕 조절 방법

Lattimore P.Mindfulness-based emotional eating awareness training: taking the emotional out of eating..Eat Weight Disord. 2020 Jun;25(3):649-657

Hsu T, Forestell CA.Mindfulness, mood, and food: The mediating role of positive affect.Appetite. 2021 Mar 1;158:105001